Megha Nagpal
Sonali Taneja
Chetna Dudeja

Redesenhar o sorriso: conceitos, preocupações e gestão

Megha Nagpal
Sonali Taneja
Chetna Dudeja

Redesenhar o sorriso: conceitos, preocupações e gestão

ScienciaScripts

Imprint

Any brand names and product names mentioned in this book are subject to trademark, brand or patent protection and are trademarks or registered trademarks of their respective holders. The use of brand names, product names, common names, trade names, product descriptions etc. even without a particular marking in this work is in no way to be construed to mean that such names may be regarded as unrestricted in respect of trademark and brand protection legislation and could thus be used by anyone.

Cover image: www.ingimage.com

This book is a translation from the original published under ISBN 978-3-659-90182-9.

Publisher:
Sciencia Scripts
is a trademark of
Dodo Books Indian Ocean Ltd. and OmniScriptum S.R.L publishing group

120 High Road, East Finchley, London, N2 9ED, United Kingdom
Str. Armeneasca 28/1, office 1, Chisinau MD-2012, Republic of Moldova, Europe
Managing Directors: Ieva Konstantinova, Victoria Ursu
info@omniscriptum.com

Printed at: see last page
ISBN: 978-620-3-29172-8

Dedicado

à

À minha FAMÍLIA

por me ter ensinado a ser humilde, cortês, nobre e por me ter ensinado a distinguir entre o certo e o errado na minha vida e sem cujas bênçãos eu não teria sido capaz de alcançar nada.

ÍNDICE

INTRODUÇÃO

"A beleza está nos olhos de quem vê"-MARGARET HUNGERFORD.

A beleza pode ser definida como uma combinação de qualidades que dão prazer aos sentidos ou à mente. As percepções da beleza facial são multifactoriais, com bases genéticas, ambientais e culturais. A estética é o estudo da beleza e, em menor grau, do seu oposto, o feio.[2]

É tão antigo como as pirâmides

A procura da beleza pode ser rastreada até às primeiras civilizações. O filósofo do século XVIII Alexander Baumgarten, que estabeleceu a estética como um campo distinto da filosofia, cunhou o termo, aisthesis.[1] A arte dentária há muito que faz parte da procura de melhorar a estética dos dentes e da boca. Embora o tempo tenha mudado, a natureza humana não mudou. A beleza continua a esforçar-se por ser a parte mais visível e mais integrante da personalidade.

"Beleza é poder, e um sorriso é a sua espada" - Charles Reade.[4]

O sorriso *é a forma mais primitiva de comunicação humana. Realça a beleza do rosto e contribui para definir as qualidades e virtudes da personalidade de cada um.*

Na mente do público em geral, o sorriso ocupa o segundo lugar, logo a seguir aos olhos, como a caraterística mais importante na atratividade facial (Goldstein, 1969). Um sorriso bonito não é agora apenas uma necessidade estética, é a forma mais primitiva de expressões variadas, ou seja, a capacidade de uma pessoa expressar uma série de emoções com a estrutura e o movimento dos dentes e dos lábios, pode muitas vezes determinar o quão bem uma pessoa pode funcionar na sociedade.

E a reabilitação de um sorriso defeituoso e não aceite é a remodelação do sorriso. O desejo de adotar este tipo de remodelações estéticas e atractivas do sorriso não é apenas para realçar a beleza, mas também porque o sorriso se tornou um primeiro juízo de valor para um indivíduo em particular. A confiança e a personalidade de uma pessoa são agora ditadas e julgadas por esta primeira impressão: "o sorriso".[5] Um sorriso atraente ou agradável significa claramente a aceitação de um indivíduo na nossa sociedade, melhorando a impressão inicial nas relações interpessoais. Um sorriso defeituoso pode ser considerado corretamente como uma deficiência física.

E assim, a remodelação do sorriso tornou-se um dos componentes mais importantes e mais desejados do tratamento estético. Esta procura crescente de pacientes que procuram cuidados estéticos deve-se também às interações sociais em destaque, aos meios de comunicação social sedutores e ao interesse do público em remodelações da personalidade.

Assim, uma remodelação estética completa gira em torno do objetivo de improvisar, aperfeiçoar e modificar o sorriso do paciente, tendo em conta as necessidades e os desejos do paciente. E para atingir este objetivo, a medicina dentária estética envolve a análise do sorriso ou a conceção do sorriso, que recria e embeleza todas as caraterísticas de um sorriso atraente.

O design do sorriso refere-se aos muitos princípios científicos e artísticos que, quando considerados coletivamente, podem criar um sorriso bonito. Estes princípios são estabelecidos através de dados recolhidos de pacientes, modelos de diagnóstico, investigação dentária, medições científicas e conceitos artísticos básicos de beleza.[5]

Ao planear o tratamento de casos estéticos, o desenho do sorriso não pode ser isolado de uma abordagem abrangente aos cuidados do paciente. A obtenção de um resultado bem sucedido, saudável e funcional requer uma compreensão da inter-relação entre todas as estruturas orais de suporte, incluindo os músculos, as articulações ósseas, os tecidos gengivais e a oclusão. Para obter esta compreensão é necessário recolher todos os dados necessários para avaliar corretamente todas as estruturas do complexo oral.[5]

Os princípios do design do sorriso requerem uma integração de conceitos estéticos que harmonizem a estética com a composição dentária e facial.

Os princípios artísticos envolvidos na *composição dentária* incluem a simetria, a cor, a textura, o tamanho e a forma dos dentes. Reconhecer que a forma segue a função e que os dentes anteriores desempenham um papel vital na conceção da estética dentária.

No que diz respeito aos componentes dentários e aos seus princípios artísticos, para um sorriso bonito, os antigos gregos introduziram a "proporção áurea".[3] Os antigos gregos acreditavam que existia uma proporção constante entre o grande e o pequeno na beleza da natureza. A Proporção Áurea é considerada como o "Ponto de Partida" na conceção da largura relativa dos dentes num sorriso bonito.[3]

A composição dentária diz respeito não só especificamente ao tamanho, forma e posição dos dentes, mas também à sua relação com as estruturas faciais e os tecidos moles. Portanto, o desenho do sorriso inclui uma avaliação e análise dos *tecidos duros e moles da face e do sorriso.*[5]

Os componentes dentários funcionam numa equação com os *componentes faciais,* harmonizando as proporções.

A beleza facial baseia-se em princípios estéticos padrão que envolvem o alinhamento, a simetria e as proporções corretas do rosto. A composição dento-facial inclui os *lábios* e o *sorriso*, na sua relação com o rosto. A análise dos lábios é outra caraterística importante dos tecidos moles útil na avaliação da composição dento-facial. Os lábios desempenham um papel importante nesse aspeto, uma vez que criam os limites da influência do desenho do sorriso. Compreender a morfologia e a mobilidade dos lábios pode muitas vezes ser útil para satisfazer as expectativas dos pacientes e determinar os critérios de sucesso.[5]

Por exemplo, nos casos em que existe uma linha labial alta e uma exibição gengival excessiva, torna-se evidente um "sorriso gengival" indesejado, porque uma caraterística que é muitas vezes negligenciada, mas muito significativa, é a saúde, a simetria e a arquitetura dos tecidos gengivais. Estes tecidos enquadram os dentes e contribuem para a simetria do sorriso.[5]

Por conseguinte, não se trata apenas do rosto, dos dentes ou dos tecidos moles como um princípio isolado, mas sim do equilíbrio, harmonia e integração de todos estes sistemas vitais que funcionam perfeitamente em conjunto. Tal como o retratista trabalha dentro de determinadas molduras e referências para criar um resultado visualmente agradável, também o dentista estético/restaurador deve utilizar essas molduras e referências para estabelecer um tratamento estético ideal.

O tratamento estético criou novas dimensões na prestação de serviços de reabilitação estética e funcional. Por isso, a popularidade destas soluções estéticas está entre os indivíduos que desejam redesenhar o seu sorriso. Para abraçar esta remodelação, as pessoas desejam retificar alguns problemas existentes muito comuns que prejudicam o sorriso. Assim, os problemas comuns que levam um paciente a procurar cuidados estéticos e a experimentar uma remodelação completa são a necessidade de um sorriso brilhante, a correção de dentes malformados, fracturados ou tortos, o desalinhamento, o espaçamento, etc.

A crescente procura de pacientes instruídos e informados tem aumentado ao longo dos anos, tornando-se imperativo que os médicos forneçam um padrão mais elevado de terapias. Atualmente, a medicina dentária não só nos fornece melhores materiais e tecnologias, como também assegura que os procedimentos actuais são realizados com o mínimo de desconforto e a máxima segurança.

O desenvolvimento da medicina dentária restauradora/estética expandiu o espetro de modalidades para os pacientes escolherem, envolvendo técnicas minimamente invasivas como o branqueamento, a micro/macro abrasão, o contorno e as facetas e também outras terapias relevantes para corrigir dentes malformados e fracturados, como restaurações estéticas e coroas. Felizmente, a medicina dentária moderna está a evoluir de dia para dia com soluções que envolvem uma redução mínima dos dentes e resultados estéticos máximos, como a ausência de preparação ou o design conservador das facetas.

A medicina dentária moderna redefiniu o conceito de estética com a evolução dos materiais dentários estéticos avançados. A introdução dos compósitos desempenha um papel importante na revolução da face da medicina dentária estética. Vários outros materiais estéticos, tais como facetas de porcelana, agentes branqueadores, coroas de cerâmica/zircónia, opacificadores de cor, compômeros, lumineers, etc., são também alguns dos materiais superiores envolvidos na reabilitação do sorriso.

Assim, a utilização de uma abordagem abrangente no diagnóstico e planeamento do tratamento de casos estéticos com a *modalidade* e *o material mais adequados* pode ajudar a obter o sorriso que melhor realça o aspeto facial geral do doente e também proporciona um benefício adicional de melhoria da saúde oral.

Portanto, um plano de tratamento estético ideal deve ser minimamente invasivo, preservando o máximo possível das estruturas naturais. Deve também realinhar a forma e a função ideais dos dentes e tecidos, ao mesmo tempo que melhora a estética e nunca deve comprometer a saúde oral do paciente ou a estabilidade dos seus dentes.[5]

Esta dissertação da biblioteca é uma tentativa de fornecer uma atualização sobre o vasto âmbito da medicina dentária estética e também dará uma visão do planeamento do tratamento e de um vasto espetro de modalidades de tratamento na melhoria e reabilitação do sorriso.

CAPÍTULO 1. PRINCÍPIOS ARTÍSTICOS E CIENTÍFICOS APLICADOS À DENTISTERIA ESTÉTICA

A medicina dentária estética pode ser definida "como a arte e a ciência da medicina dentária aplicada para criar ou realçar a beleza de um indivíduo dentro dos limites funcionais e fisiológicos". "É a arte da medicina dentária na sua forma mais pura. E a medicina dentária cosmética é a aplicação dos princípios da estética e de certos princípios ilusórios, realizados para significar ou realçar a beleza de um indivíduo de acordo com o papel que tem de desempenhar na sua vida quotidiana ou não.[1]

Os parâmetros artísticos a serem considerados para a beleza essencial e aqueles que estão subtilmente presentes na beleza natural formam os princípios fundamentais da estética. A compreensão destes parâmetros artísticos de beleza e a sua correlação com o complexo dentofacial permitirão ao dentista dimensionar adequadamente a estética em qualquer composição dentofacial.

1. COMPOSIÇÃO

- A propriedade fisiológica do olho é a visão. A visão é possível se o olho puder diferenciar.

- Isto só é possível se houver contraste de cor, de linha e de textura e se todos forem tornados visíveis por uma luz suficiente para os iluminar. O aumento da visibilidade é proporcional ao aumento do contraste.

- O estudo da relação existente entre os objectos, tornada visível por contrastes de linha, cor e textura, é designado por **composição.**[6]

- É o ato de combinar elementos ou partes para formar um todo. São vários os atributos físicos dos elementos de uma composição que lhe conferem valor estético.

- Os vários atributos físicos dos elementos de uma composição são:

1.1 CONTRASTE:

- É o fator que torna visíveis os vários elementos de uma composição **(Fig. 1)**. O olho pode diferenciar as partes de um objeto devido ao contraste de **cores, linhas, texturas,** etc.

- A relação entre as diferentes partes do rosto (facial), os dentes e as gengivas (dental), tornada visível pelo contraste, constitui a composição dento-facial.

- A relação entre objectos tornada visível por contrastes é designada por composição, que pode ser classificada como

❖ Composição dentária

❖ Composição dento-facial

❖ Composição facial

1.2 COR:

• A perceção e análise da cor é uma competência que pode ser ensinada e que pode ser melhorada com a prática.

• A cor não pode ser percebida sem luz, que é uma forma de energia electromagnética visível ao olho.

• O espetro visível da luz situa-se numa faixa estreita de 380m a 760nm.

• A cor que os nossos olhos conseguem perceber é o resultado de fenómenos de refração e reflexão da luz na superfície do dente, que lhe conferem a sua cor em função da espessura do esmalte e do nível de saturação da dentina.

• Na dentição natural, pode ser observada uma diferença significativa de cor entre os dentes de ambas as arcadas.

• Os incisivos centrais superiores são os dentes mais leves da boca e, por isso, dominam a composição dentária.

• O incisivo lateral parece ter a mesma tonalidade que o incisivo central, mas ligeiramente menos intensa, pelo que parece muito menos brilhante.

• Os caninos apresentam frequentemente um croma muito mais intenso, parecendo por vezes muito mais escuros do que os dentes adjacentes a eles[7] **(Fig. 2).**

DIMENSÕES DA COR

A cor tem 3 dimensões:

AZUL VALOR DO CROMA

✓ **Matiz:**

- A tonalidade é a cor de base do dente.[7]

• Nas palavras de Munsell, *"é a qualidade pela qual distinguimos uma família de cores de outra".*

• Na natureza, a tonalidade do incisivo central e do incisivo lateral é frequentemente muito semelhante.

- No entanto, a reprodução protética de quatro incisivos da mesma cor, como **Chiche**[8] defende, pode de facto acentuar a aparência artificial da restauração.

- De dois dentes com a mesma tonalidade, o dente posicionado mais vestibularmente parecerá mais claro. **(Fig. 3)**

- Se os dois dentes forem de tamanhos diferentes, por exemplo, incisivo central maxilar versus incisivo lateral, o maior dos dois parecerá consideravelmente mais brilhante devido à sua maior área de superfície (perceção de ilusão).[8](Fig. **4)**

- A aplicação simultânea destes princípios irá acentuar a dominância dos incisivos centrais, contribuindo significativamente para o aspeto agradável do sorriso

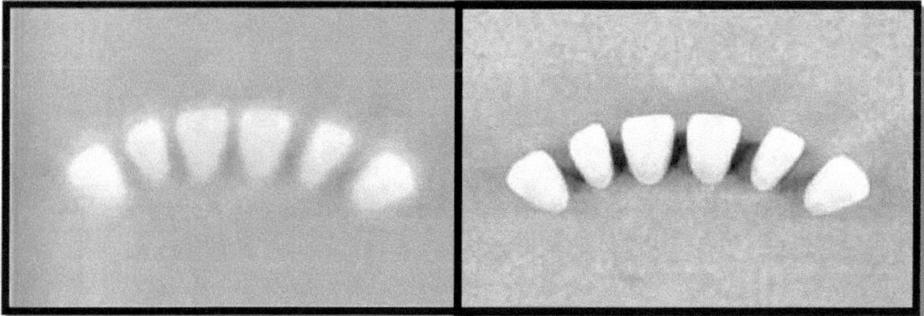

Fig 1: Os objectos tornam-se visíveis por contraste

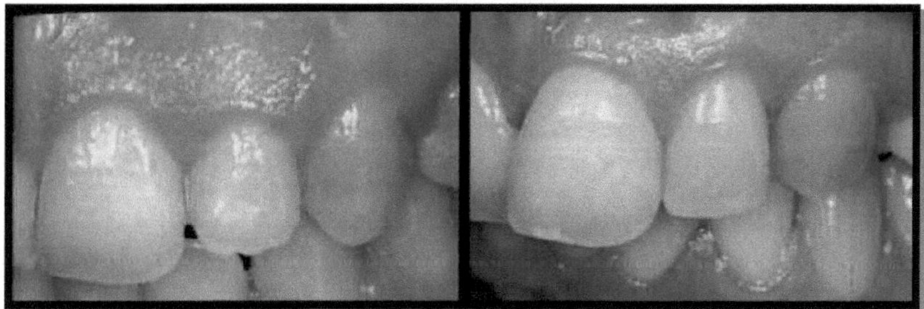

Fig2: A vista frontal de dentes naturais mostrando a progressão cromática da cor do dente do incisivo central para o canino

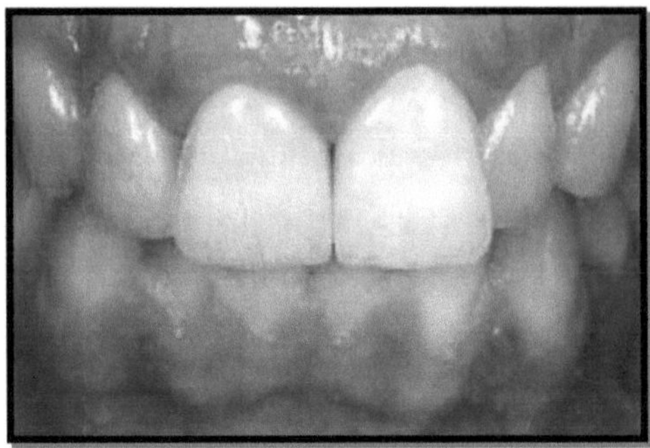

Fig 3: Dentes com a mesma tonalidade, o dente posicionado mais a nível bucal parecerá mais claro

✓ **Croma:**

• É a intensidade ou concentração da tonalidade.[8]

• Nas palavras de Munsell, *"é a qualidade pela qual distinguimos* uma *cor forte de uma mais fraca".*

• Nos dentes, é ditada pela dentina e influenciada pela translucidez e espessura do esmalte.

• As cores pálidas têm um croma baixo, enquanto as cores intensas têm um croma alto. Por exemplo, na tonalidade "A" do guia de cores Vita, A 1 tem o croma mais baixo, enquanto A4 tem o mais alto.

• Normalmente, os caninos têm um croma mais saturado do que os incisivos (Fig. **5**).

✓ **Valor:**

• *Descreve a claridade e a escuridão da cor.*[6]

• O valor é um parâmetro que avalia a quantidade de cinzento presente no dente, com base numa escala que começa no branco (valor alto) e termina no preto (valor baixo).

• Dois dentes do mesmo tamanho mas com valores diferentes, o que tem o valor mais alto (branco) parece maior do que o que tem o valor mais baixo (preto). **(Fig. 6)**

• Um valor elevado permitirá ao clínico dar às restaurações uma proeminência marcada, enfatizando mais os dentes que, devido à sua forma e tamanho naturais, devem ser tornados mais visíveis.[7]

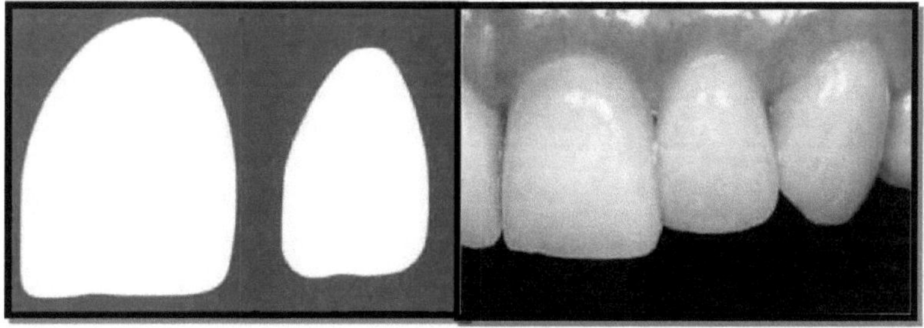

Fig. 4: Dois dentes de tamanhos diferentes, o maior dos dois parece consideravelmente mais brilhante devido à sua maior área de superfície

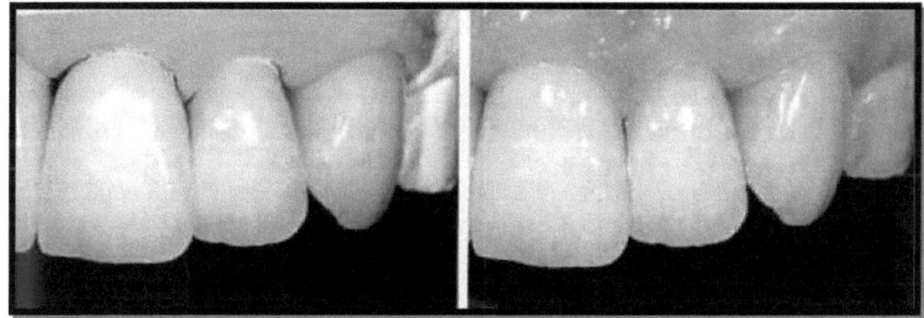

Fig 5: Saturação cromática gradual do incisivo central para o canino

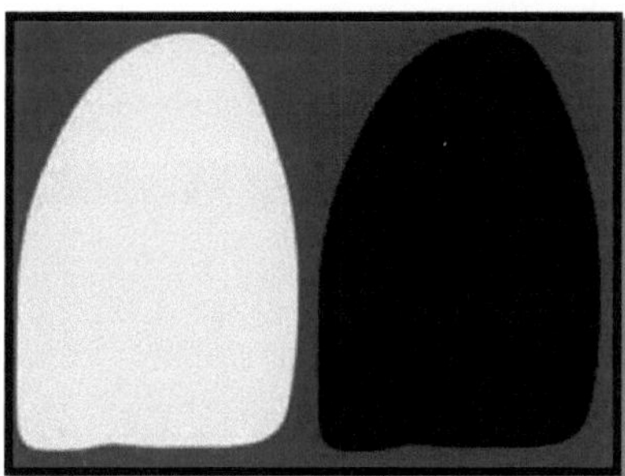

Fig 6: Dois dentes do mesmo tamanho mas com valores diferentes, o que tem o valor mais alto (branco) parece maior do que o que tem o valor mais baixo (preto).

Gill JR (1950) abordou o fenómeno da luz e da cor. Afirmou que, para se ser bem sucedido na interpretação, é necessário ter capacidade e experiência em modelação e escultura, bem como conhecimento do fenómeno da luz e da mistura e mistura de cores. A compreensão dos princípios perceptivos pode eliminar a confusão no domínio da estética. Não podemos esperar dominar a arte da cerâmica ou das restaurações artísticas sem compreender a cor e dominar a arte da escultura. Isto requer anos de experiência e o dentista não deve ficar desiludido se os seus primeiros esforços não forem obras-primas em termos de estética e harmonia.

PERCEPÇÕES ARTÍSTICAS DOS COMPONENTES DO DESIGN DO SORRISO: FORMA E COR NAS VARIAÇÕES DE IDADE E GÉNERO[12]

Ao desenhar um sorriso, é importante compreender as diferenças na forma e estrutura dos dentes com base no paciente individual. Também é necessário perceber que caraterísticas como a idade e o género desempenham um papel importante na forma como as restaurações devem ser concluídas, sendo estas caraterísticas particularmente significativas nos incisivos centrais e laterais e também são selecionadas na forma e cor dos dentes **(Fig. 7)**.

<u>Incisivos centrais</u>

Ao restaurar os incisivos centrais, a idade é o fator determinante na aparência da restauração acabada. Nos sorrisos mais jovens, os incisivos centrais tendem a ser longos e rectangulares. Em pacientes mais jovens, os incisivos centrais devem ser mais compridos do que os incisivos laterais, com uma relação largura/comprimento de 65% e com proeminentes embrasaduras incisais. Além disso, o padrão mamelonar deve seguir uma maior espessura e volume do esmalte, o que acabará por levar a um halo pronunciado. Na dentição mais jovem, há um aumento de irregularidades e diversidade reflexiva, incluindo perikymata, pontilhado e estriação. Com estes efeitos, uma cor mais clara é acompanhada por um aumento de valor **(Tabela 1)**.

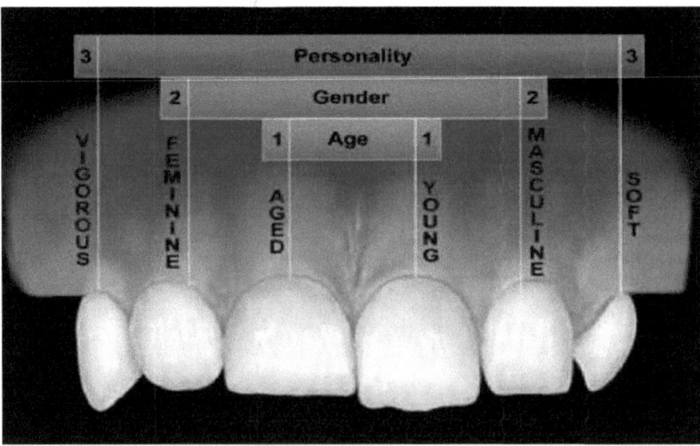

Fig. 7: Lombardi, Frush e Fisher descreveram os incisivos centrais e laterais como transmitindo caraterísticas de idade e género, enquanto jogam no espaço negativo dinâmico.

Em comparação, os incisivos centrais na dentição mais velha tendem a ser mais quadrados e mais curtos, parecendo iguais aos incisivos laterais e caninos. Com uma relação largura/comprimento de 90%, a dentição madura também apresenta uma diminuição das bordas incisais e uma anatomia facial lisa e de maior brilho (linhas de craze). Os incisivos centrais maduros são tipicamente de cor mais escura e mostram uma diminuição no valor **(Tabela 2).**

Tendo em conta estes princípios e a importância da dominância central, existem ferramentas para ajudar a tornar um indivíduo mais velho ou mais jovem. Esses princípios estão listados nas **(Tabelas 3 e 4).** A tabela 4 descreve estratégias para tratar pacientes idosos que desejam dentes muito mais brancos do que seria apropriado para a idade. Essas ferramentas simples ajudarão a fazer com que até mesmo os casos mais brancos se misturem devido aos conceitos de composição e consideração do "todo", permitindo uma sensação de realismo.

Incisivos laterais

Com base no género, os incisivos laterais são avaliados quanto ao seu tamanho em comparação com os incisivos centrais, à suavidade ou dureza da sua forma de contorno e à sua disposição na cavidade oral. Embora os dentistas tenham, na melhor das hipóteses, uma probabilidade de 50/50 de determinar o género de um paciente olhando para os seus laterais, ainda se pode ver uma diferença relativa ou uma perceção variada no que diz respeito à forma, tamanho e anatomia do dente. Por isso, o género do paciente é muitas vezes considerado antes de qualquer trabalho de restauração ser concluído.

Na restauração de incisivos laterais femininos, as diferenças em relação aos pacientes masculinos são frequentemente observadas e consideradas. Por exemplo, os incisivos laterais femininos têm sido tipicamente vistos como mais estreitos no pescoço e apertados no aspeto gengival, com ângulos proximais divergentes. Com isso, a borda incisal parece arredondada, e o incisivo lateral parece mais estreito que o incisivo central, com bordas gengivais côncavas.[10]

1.3 TEXTURA:

- Nos dentes naturais há uma caraterização morfológica da superfície conhecida como **micro** e **macro** texturas.

TABLE 2: Characteristics Seen in Older/Mature Dentition
• Squarer shape to central incisor
• Central incisor shorter: equal to the lateral incisor or canine
• 90% W/L ratio
• Decreased incisal embrasures
• Sharp, angular incisor corners
• Smooth, higher shine facial anatomy (craze lines)
• Darker color and decrease in value

TABLE 3: Characteristics or Tools to Aid in Making Someone Look Younger
1. Creating centrals dominance is key.
2. Make the teeth lighter in color, with the centrals the brightest.
3. Design centrals that are longer (60-65% W/L ratio) and laterals that are shorter than a line drawn from the centrals to the cuspids.
4. Bring centrals slightly more facially than laterals.
5. Show more central below intercommisure line and fill more of the smile space.
6. Increase incisal translucency in the centrals and laterals.
7. Add more texture and anatomy to the centrals and laterals.
8. Characterize the incisal edge using mammelons and avoiding straight incisal planes.
9. Round incisal line angles and create incisal embrasures with depth and volume.
10. In the relaxed lip postion or "M" position, have tooth display of 3-4 mm.

TABLE 4: Characteristics or Tools to Aid in Making Someone Look Older
1. Create teeth that have the signs of wear and use mandibular teeth going into protrusive and lateral excursive movements as a guide.
2. Make centrals and laterals approximately on the same plane.
3. Make centrals shorter with a 85+% W/L ratio.
4. Make incisal edges straighter and little/minimal to no incisal embrasures.
5. Show less tooth structure in the relaxed lip position or "M"position.
6. Make teeth darker, especially the cuspids.

- **A microtextura** refere-se a pequenas ranhuras, maioritariamente horizontais, que se encontram normalmente em dentes jovens. **(Fig. 8a)**

- Estes geralmente diminuem ou desaparecem em doentes com mais de 40 a 50 anos

- **A macrotextura** é constituída por lóbulos que, em regra, dividem a face vestibular do dente em concavidades e convexidades bastante distintas. **(Figura 8b)**

- Estes são normalmente bem definidos em dentes jovens, mas podem desaparecer ou ser reduzidos consideravelmente com a idade.[7]

1.4 LINHAS:

- As linhas são sugeridas como dois ou três pontos num movimento direcional.

- Muitos factores que fazem parte da beleza biológica ou estrutural dependem da visualização das linhas.

- As composições dentárias contêm uma multiplicidade de linhas que são mais ou menos expressas como o plano oclusal, a linha média ou a direção do dente.

- A relação psicológica mais forte que as linhas podem gerar é uma relação perpendicular porque apresenta o maior contraste possível, como um sinal de mais ou de cruz.

- A relação mais harmoniosa que pode existir entre duas rectas é a relação de paralelismo, porque apresenta o menor contraste possível, por exemplo, o sinal de igual. **(Fig. 9)**[6]

- A relação de linha entre os dentes adjacentes deve ser harmoniosa, ou seja, procurar o paralelismo.

- O principal agressor é geralmente a linha formada pelo contorno distal do incisivo lateral **(Fig. 10).**

- Muitas vezes é necessário reduzir o contorno distolabioincisal e o terço incisal do contorno distal do incisivo lateral para eliminar a linha conflituosa. O pescoço do incisivo lateral pode ser mantido para fora labialmente para minimizar o conflito de linhas.

- O conflito causado pelo pré-molar pode normalmente ser resolvido através do reposicionamento do dente.

- A linha formada pelo contorno labial do músculo cuspídeo é especialmente importante porque, quando vista de frente, é uma linha proeminente e está próxima da linha formada pelo lábio inferior à medida que se curva para cima em direção à comissura. Na verdade, ela completa a linha do sorriso.

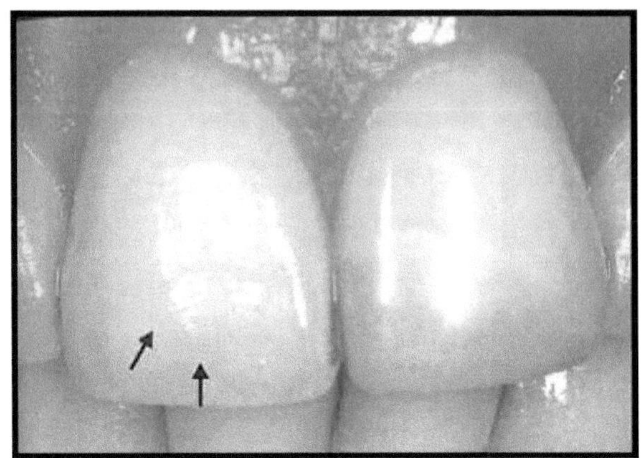

Fig8a: Microtextura

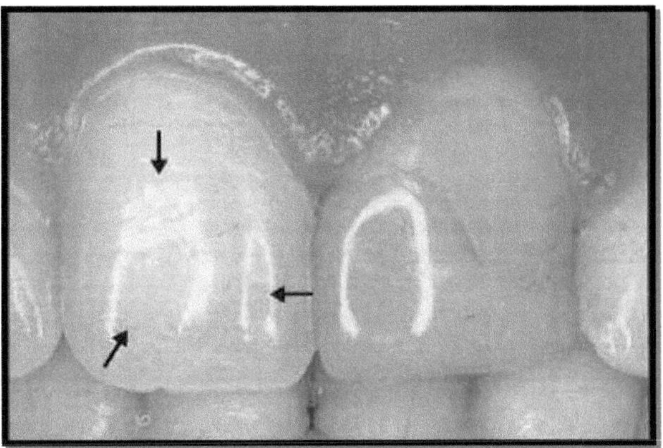

Fig8b: Macrotextura

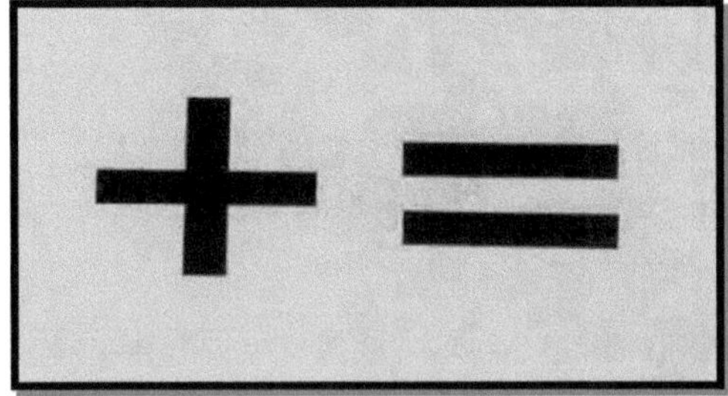

Fig9: As linhas iguais representam importantes forças de coesão, enquanto as linhas cruzadas têm uma conotação mais forte de forças segregativas

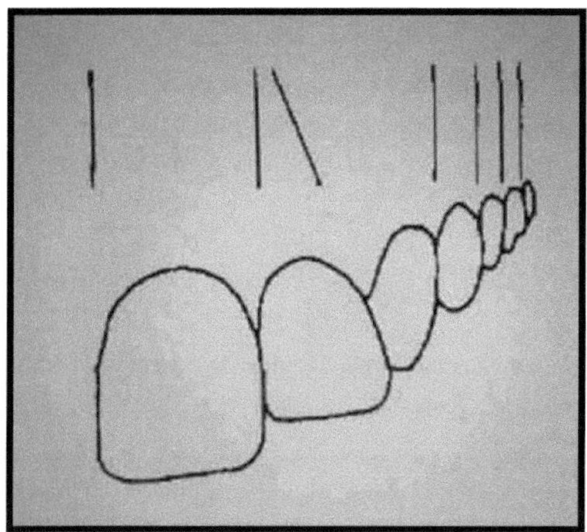

Fig. 10: Conflito de linhas: A linha formada pelo contorno distal do incisivo lateral é um agressor frequente na relação de linhas numa composição dentária harmoniosa.

•   Se a borda incisal for inclinada para lingual, a linha formada pela superfície vestibular da cúspide é mais paralela à linha do lábio inferior e apresenta uma relação suave. Quando a cúspide é inclinada mais para vestibular na borda incisal, ela se torna mais perpendicular à linha do lábio e apresenta uma relação forte **(Fig. VII).**

•   Na posição de sorriso, se os bordos incisais dos dentes anteriores forem paralelos à linha do lábio inferior, como na linha do sorriso, existe uma relação harmoniosa (paralelismo).

•   Uma linha em desarmonia com as linhas dos lábios apresenta um contraste chocante.

•   O plano oclusal é outra "linha" crítica na composição e deve ser colocado na posição correta, normalmente na linha das comissuras com a boca ligeiramente aberta mas em repouso.[6]

1.5 Unidade:

•   O primeiro requisito da composição é a unidade. Esta confere às diferentes partes da composição os efeitos de um todo.

•   O todo é uma nova entidade que é maior do que a soma das suas partes, tal como uma melodia é uma entidade separada, maior e nova do que um conjunto das notas que a compõem.[6]

•   A unidade pode ser:

1.5a Unidade estática

- Compostos por formas geométricas regulares, como se vê em objectos inanimados como flocos de neve e cristais **(Fig. 12)**. São passivos e inertes.

- "Os desenhos estáticos baseiam-se num padrão repetitivo regular e na curva uniforme do círculo.[6]

1.5b Unidade dinâmica

- As dinâmicas são como a continuidade fluida da espiral logarítmica com o seu núcleo gerador (Fig. **13**). São activos, vivos e crescentes

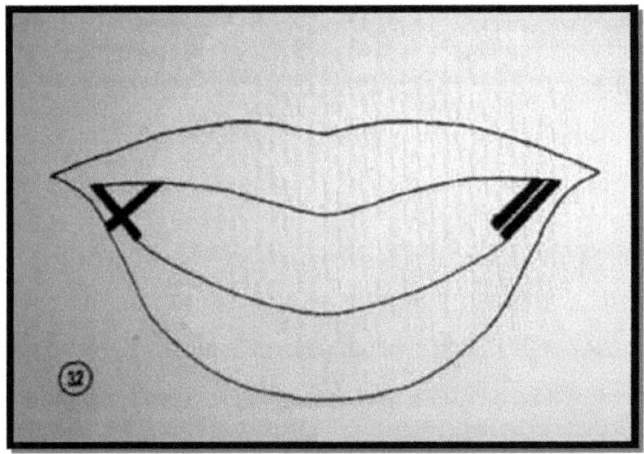

Fig. 11: A relação cúspide-lábio pode criar um efeito suave (paralelo) ou forte (perpendicular) pela relação que tem com o lábio inferior.

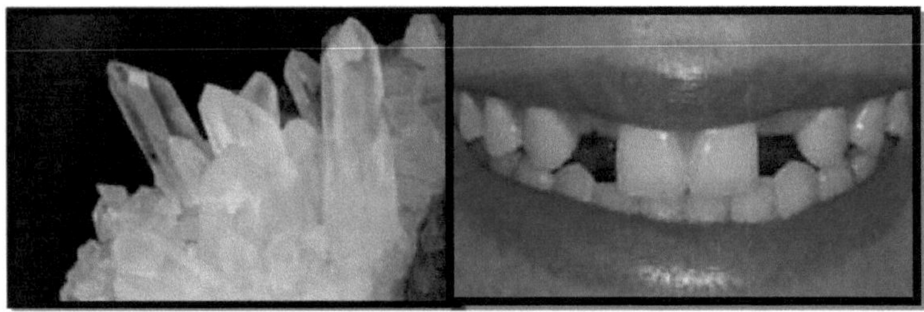

Fig 12: StaticUnity

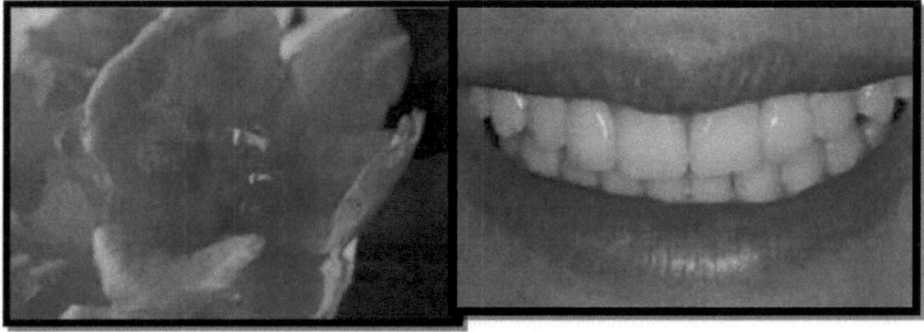

Fig. 13: Unidade dinâmica

2. FORÇAS COESIVAS E SEGREGATIVAS

A harmonia depende do equilíbrio criado pelas forças coesivas e segregativas. Uma mistura correta de forças segregativas e coesivas acrescenta variedade à composição, tornando-a mais dinâmica e interessante.

2.1 Forças de coesão:

• A disposição dos elementos de acordo com um princípio é uma força de coesão. A presença de uma fronteira é uma força de coesão.[6]

2.2 Forças segregadoras:

• Os elementos que contribuem para a desunião são forças segregativas.[6]

3. SIMETRIA

• A simetria só pode ser percepcionada em referência a um ponto central hipotético ou a uma linha média central. Pode ser uma simetria horizontal ou radial, consoante a preferência do doente.

• Num sorriso natural e agradável, a simetria dentária agradável encontra-se perto da linha média e a irregularidade agradável longe da linha média, criando um equilíbrio entre idealismo e diversidade.

• A simetria pode ser:

3.1 Simetria radiante:

• A convexidade da curvatura incisal, juntamente com as proporções ideais dos dentes, produzem uma simetria radiada.[7]

• A simetria radiada proporciona um sorriso agradável e é normalmente encontrada em pessoas jovens

- A relação entre as duas curvas, idealmente traçada pela incisal superior

As margens e o lábio inferior podem variar de um doente para outro.

- São observados três tipos de relações: **(Fig. 14)**

1. Convexo, sem contacto - existe uma separação entre o bordo incisal e o lábio inferior.

2. Convexo, de contacto - relação de contiguidade entre o lábio e os dentes.

3. Convexo, Cobrindo - o lábio inferior cobre completamente a linha incisal dos dentes maxilares.

3.2 Simetria horizontal:

- Um plano incisal plano, com um comprimento uniforme dos dentes e a redução ou desaparecimento dos ângulos interincisais, confere ao sorriso uma simetria horizontal. **(Fig. 5)**

- Isto causa a perda da chamada força coesiva na composição dento-facial, criando um efeito estético pouco atrativo e uma inevitável sensação de um sorriso "envelhecido".

- A simetria horizontal, que é psicologicamente previsível, tende a ser monótona (forças de coesão); enquanto a simetria radiante representa geralmente uma força segregativa que dá vida e dinamismo a uma composição.

- A simetria deve ser introduzida na composição dentofacial para criar uma resposta psicológica positiva.[7]

4. PROPORÇÃO

- Para poder dar uma certa representação matemática da beleza, para exprimir numericamente a relação das várias unidades que se combinam para fazer uma composição, utiliza-se o termo proporção.

- A proporção entre os vários elementos de uma composição harmoniosa, na qual as forças coesivas e segregativas estão igualmente equilibradas, e que tem as suas várias unidades numa proporção respectiva esteticamente apelativa entre si, é a **proporção áurea**

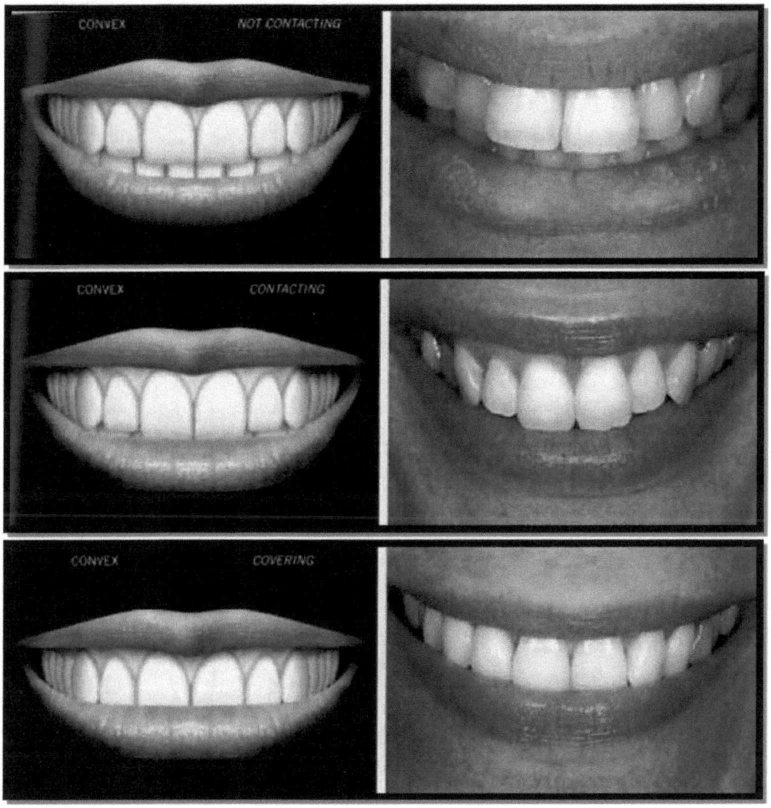

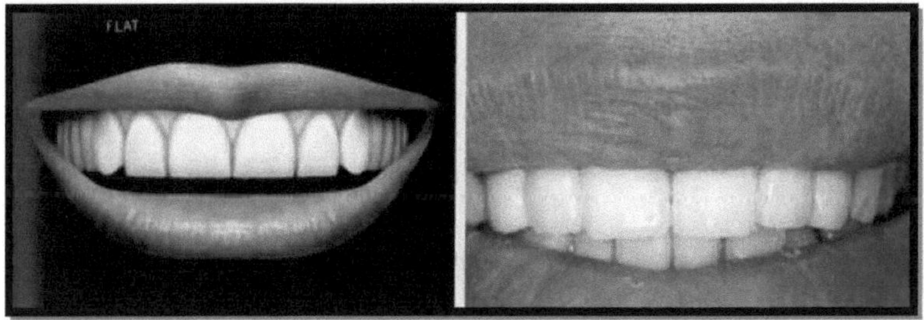

Fig. 14: Três relações de simetria radiante

Fig. 15: Curvatura incisal plana que é esteticamente pouco atractiva

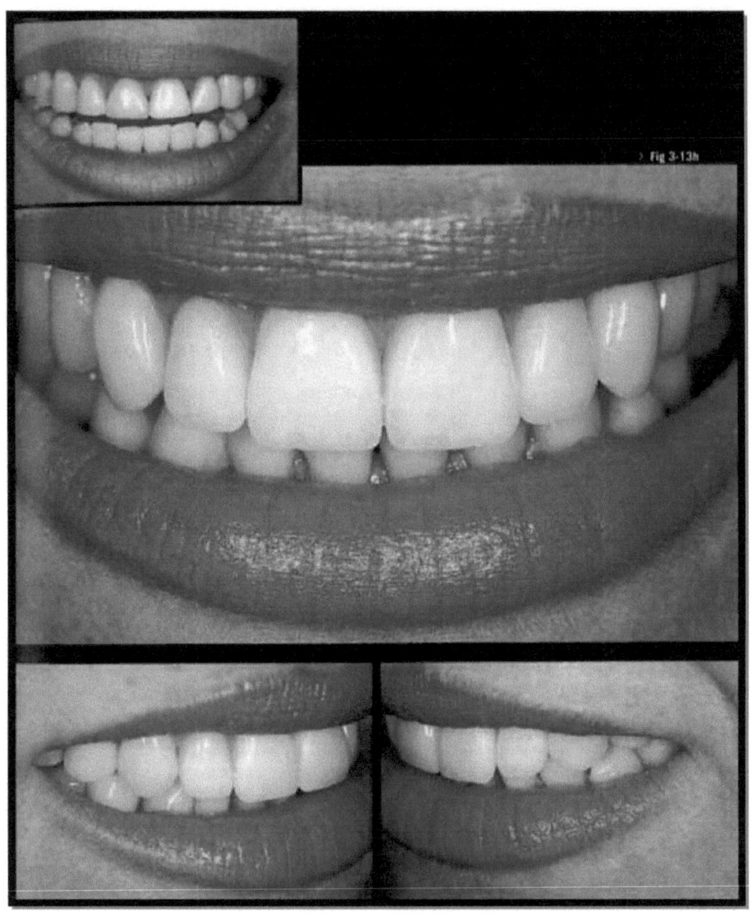

Fig. 16: A simetria radiada é restabelecida pela integração bem sucedida das restaurações

4.1 A Proporção Áurea

- O conceito de "proporção áurea" tem sido frequentemente apresentado como a pedra angular da teoria do design do sorriso.[n]O termo "proporção áurea" é utilizado há séculos.

- Foram os gregos que tentaram formular a beleza como um conceito matemático exato. Acreditavam que a beleza podia ser quantificada e representada numa fórmula matemática. Isto levou Pitágoras a conceber a Proporção Áurea (1/1,618 = 0,618), e Platão, a Bela Proporção (1/1,733 = 0,577).[12]

- Ambos os conceitos afirmam que uma forma ou objeto com proporções específicas é percebido como tendo uma beleza inata. O conceito mais utilizado em medicina dentária é o da Proporção Áurea, cuja fórmula é a seguinte **(Fig. 17):**

$$S/L = L/(S + L) = 2/(1 + 5) = 0,168$$

(em que S é a parte mais pequena e L a parte maior)

- A singularidade desta relação é que, quando aplicada por três métodos de cálculo diferentes (linear, geométrico e aritmético), a progressão proporcional da parte menor para a maior e para a parte inteira produz sempre os mesmos resultados.

- A aplicação da proporção áurea à estética dentária foi documentada pela primeira vez por **Levin (1968)**[12], que explicou a associação da proporção com uma dentição e um sorriso esteticamente agradáveis. Uma porção entre 2 partes adjacentes que se repete transversalmente aumenta a unidade dentro da parte diversa da composição.[3] Esta proporção é de aproximadamente 1,61803:1; isto é, a secção mais pequena tem cerca de 62% do tamanho da maior. Assim, se a relação for aplicada ao sorriso constituído pelo incisivo central, lateral e pela metade mesial do canino, verifica-se que o incisivo central é 62% mais largo do que o incisivo lateral que, por sua vez, é 62% mais largo do que a parte visível do canino que é a metade mesial, quando visto de frente.

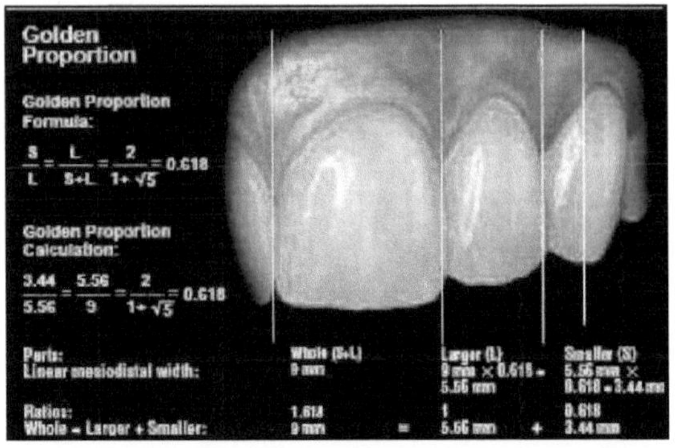

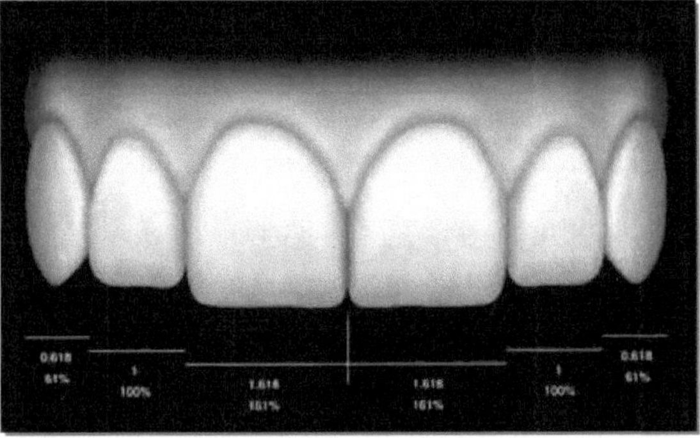

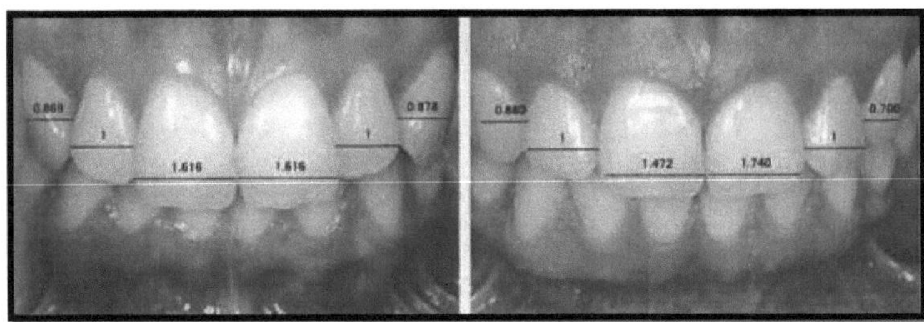

Fig 17: Proporção Áurea

> **Lombardi (1973) [6] foi** o primeiro a propor a aplicação da proporção áurea em medicina dentária, afirmando que "provou ser demasiado forte para uso dentário". Também definiu a ideia de uma proporção repetida que implica que numa composição dentofacial optimizada a partir do aspeto frontal, a largura lateral para a central e a largura do canino para a lateral são repetidas em proporção.

> **Snow(1999)[13]defendeu** o uso da "percentagem áurea: como meio de aplicar a proporção áurea através da linha média para abranger a largura total do caninocanino. Snow tem defendido o uso da "percentagem áurea" como um meio de aplicar a proporção

24

áurea através da linha média para abranger a largura total do canino-canino.

DENTE MAXILAR	PROPORÇÃO ÁUREA	CÁLCULO DA GOLDEN % (RÁCIO)
Canino direito	0.618	0,618/6,47 2 (10%)
Incisivo lateral direito	1.000	1.000/6.472 (15%)
Incisivo central direito	1.618	1.618/6.472 (25%)
Incisivo lateral esquerdo	1.618	1.618/6.472 (25%)
Centróide esquerdo	1.000	1.000/6.472(15%)
Canino esquerdo	0.618	0.618/6.472 (10%)
Total	6.472	6.472/6.472 (100%)

Quadro 5

A Proporção Áurea foi aplicada à largura total canino-canina para se tornar a "Percentagem Áurea": 10%:15%:25%:25%:15%:10%. Esta é uma ferramenta mais significativa para analisar as propriedades estéticas de um sorriso. **(Tabela 5)**

O princípio da percentagem de ouro na avaliação e planeamento do tratamento parece ser de grande utilidade no desenho estético do sorriso.

4.2 PROPORÇÃO DENTÁRIA ESTÉTICA RECORRENTE (VERMELHO):

• Ward (2001)[14] sugeriu a proporção dentária estética recorrente (RED) como resultado do seu estudo, no qual descreveu a proporção RED como a proporção da largura sucessiva quando vista do aspeto facial deve permanecer constante à medida que nos movemos posteriormente da linha média, o que oferece grande flexibilidade para combinar as propriedades dentárias com as proporções faciais.

• Geralmente, os valores das proporções RED utilizadas situam-se entre 60% e 80% **(Fig. 18).**

• Uma vez calculado o tamanho ideal do incisivo central, a largura do incisivo central é multiplicada pela proporção RED desejada para determinar a largura da vista frontal do incisivo lateral.

• A largura do incisivo lateral resultante é multiplicada pela mesma proporção RED para obter a vista frontal desejada do canino.

• Chegou-se a uma fórmula matemática para calcular a largura do incisivo central maxilar para qualquer proporção RED dada uma largura de vista fixa.

• Esta largura é determinada medindo a largura da vista frontal entre as faces distais dos 2 dentes caninos superiores, que é (vista frontal dos 6 dentes anteriores)/2(l+RED+RED2) =largura do incisivo central (Fig. **19**).

4.3 ESCALA ESTÉTICA DE CHU:

* A investigação de **Chu e Hochman** (2007)[15] apoia o conceito RED e refuta a proporção áurea.

* Os medidores estéticos de Chu (Fig. 20), também chamados de medidores de proporção, permitem uma avaliação matemática objetiva dos tamanhos dos dentes num formato visual para o clínico.

* Com este instrumento, o médico pode aplicar o valor estético e a medição a um paciente, quer ao lado da cadeira, quer no laboratório, para o planeamento e o resultado do tratamento projetado.

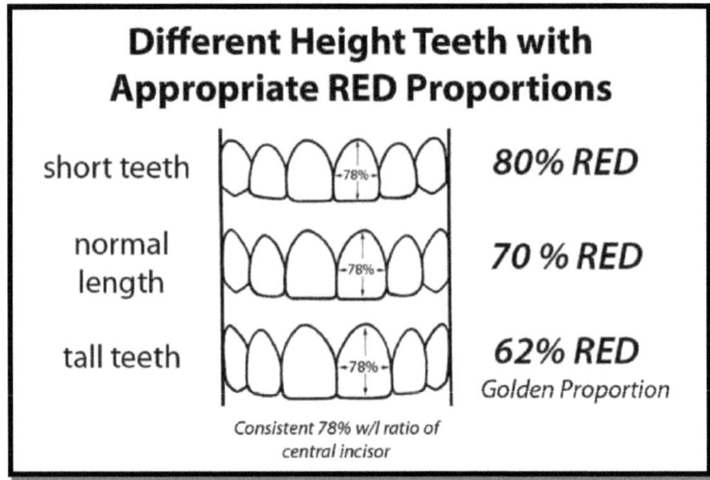

Fig 18: As proporções RED utilizadas situam-se entre 60% e 80%

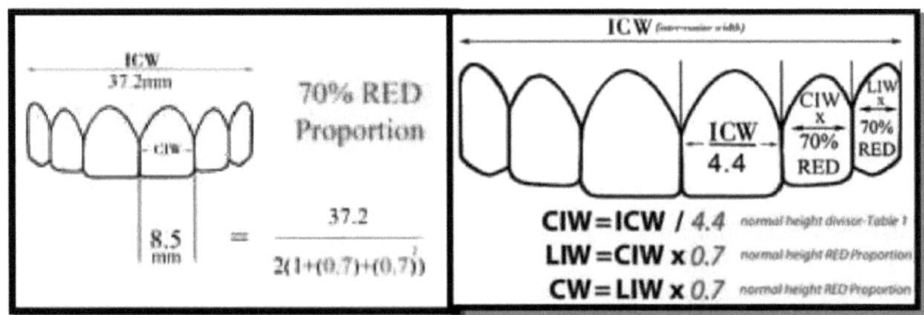

Fig. 19: Fórmula para a determinação da largura

• A posição correta do bordo incisal e o tamanho do dente devem ser determinados antes de qualquer procedimento periodontal estético irreversível, como o recobrimento radicular ou o alongamento.

• O Chu's foi concebido de forma a que as pontas T-bar e In-line sejam aparafusadas na pega em extremidades opostas. O calibre de barra em T para medir uma dentição apinhada e o calibre em linha para medir uma dentição apinhada. [15] **(Fig. 21)**

• As medições do calibre de Chu baseiam-se na investigação clínica dos valores de distribuição média e de gama do tamanho individual dos dentes com e rácios de proporção.

• Assim, o calibre de Chu permite uma análise e um diagnóstico rápidos e simples dos problemas de comprimento e largura dos dentes e das discrepâncias de comprimento gengival.

• Também o código de cores que define a proporção do dente é mais fácil e rápido de ler do que qualquer outro instrumento. Tudo isto é utilizado como um guia e não como uma fórmula matemática rígida. A maioria dos autores recomenda a criação de equilíbrio.

5. BALANÇO

Pode ser definido como a estabilização resultante do equilíbrio exato entre forças opostas. No equilíbrio, o peso dos elementos mais afastados do fulcro ou do centro ganha importância. Se um elemento estiver desequilibrado, isso conduz a uma tensão visual. Para aliviar a tensão visual, o operador pode **(Fig. 22):**

• Deslocar o elemento causal na direção da linha de forças ou da linha média para aliviar a tensão visual.

• Introduzir um elemento oposto ao longo da mesma linha de forças para promover o equilíbrio.

• O nosso sentido visual percetivo é utilizado para manter ou induzir o equilíbrio. De acordo com **Lombardi,** o equilíbrio na estética é muito importante, pois assegura o equilíbrio e a estabilidade devido à equalização ou ao ajuste exato de forças opostas.[6]

• O nosso sentido visual percetivo é utilizado para manter ou induzir o equilíbrio. De acordo com **Lombardi,** o equilíbrio em estética é muito importante, uma vez que assegura equilíbrio e estabilidade devido à equalização ou ajuste exato de forças opostas.[6]

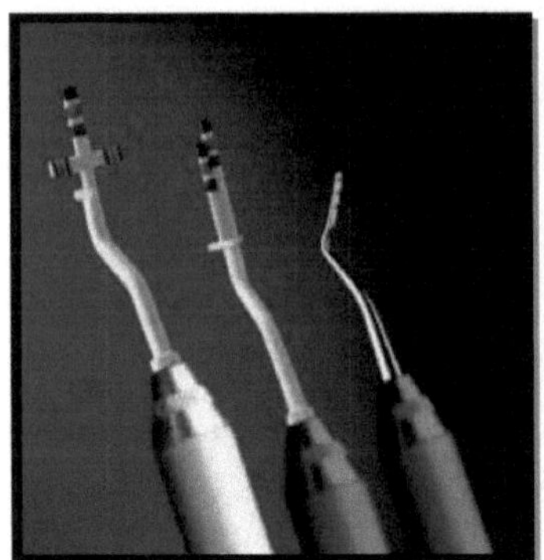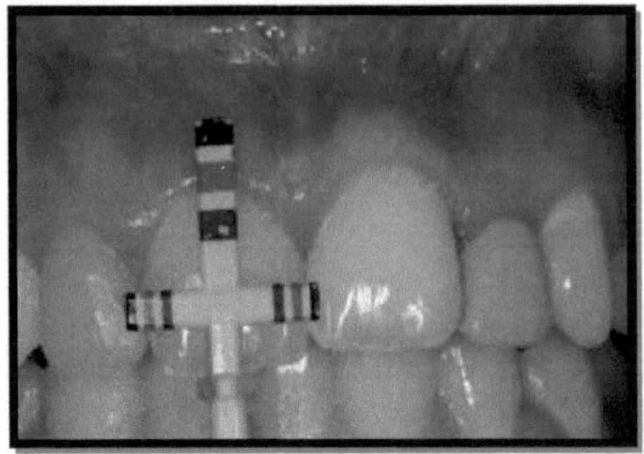

Fig. 20: Medidores estéticos de Chu

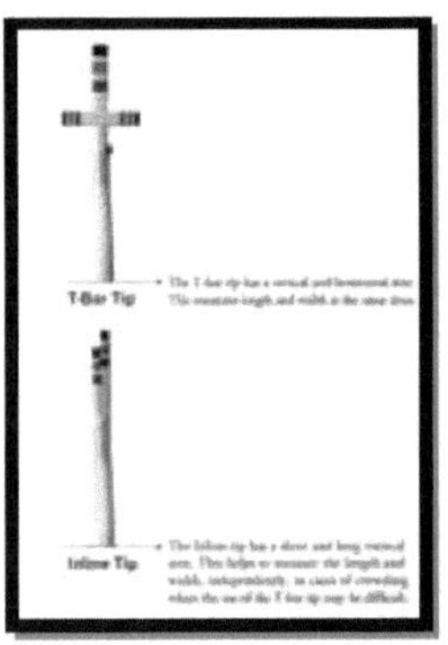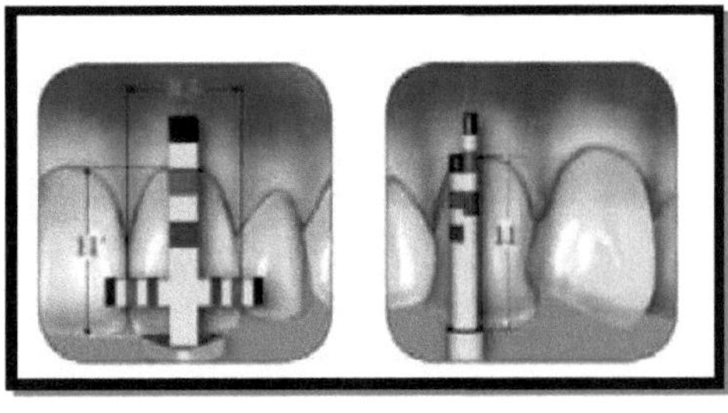

Fig. 21: Tipos de gabarito estético de Chu

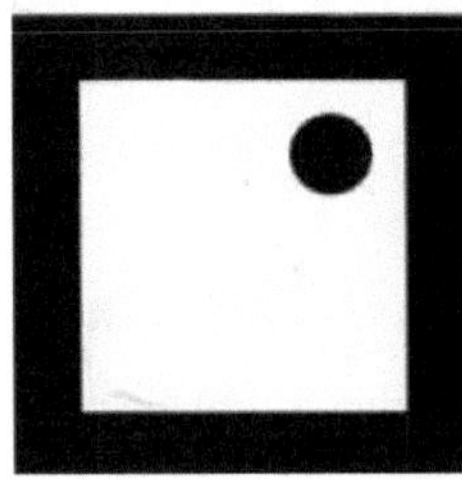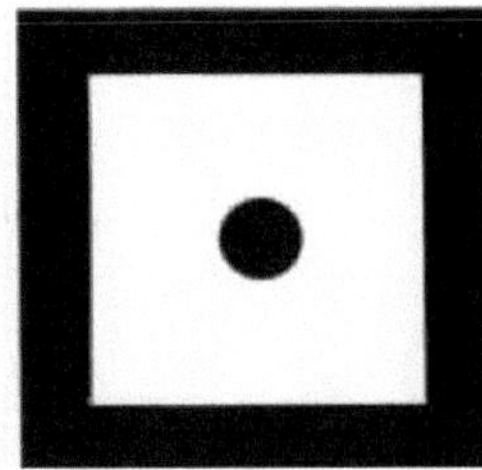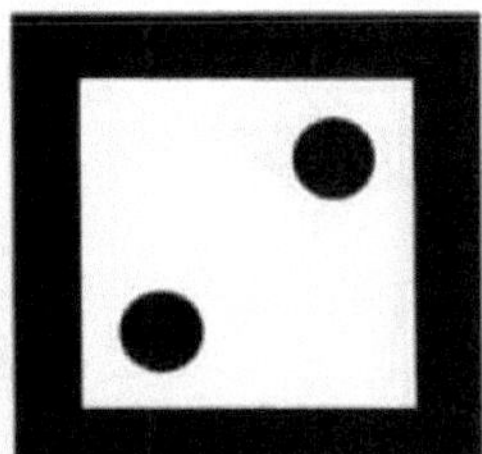

Fig. 22: Equilíbrio

✓ Se se desenhar um mapa estrutural do lábio, o ponto mais estável é a intersecção dos eixos estruturais. Quando surge uma questão sobre a colocação da linha média, seja no meio da cabeça ou no meio da boca, a resposta, de acordo com o equilíbrio, deve ser no ponto onde ela permanece estável, que é principalmente a linha média imaginária que divide o filtro do **lábio** superior.[12]**(Fig. 23)**

6. LINHAS DE REFERÊNCIA

Muitos factores que fazem parte da beleza biológica ou estrutural dependem da visualização das linhas.

A melhor posição para uma avaliação estética correta coloca o observador em frente do paciente, que segura a cabeça numa postura natural.[7]

Várias linhas de referência são:

6.1 Linhas de referência horizontais:

A perspetiva horizontal de t o rosto é fornecida pela **linha interpupilar** e pela **linha comissural.**

6.1a Linha interpupilar

- É uma linha reta que passa pelo centro dos olhos **(Fig. 24).**

- Uma linha horizontal imaginária que atravessa o plano incisal e as margens gengivais deve ser visivelmente paralela à linha interpupilar.

- Ajuda a avaliar a orientação do plano incisal, as margens gengivais e a maxila.

- Isto ajuda a diagnosticar qualquer assimetria na posição do dente ou na localização da gengiva.

- Quando se traça uma linha imaginária ao longo das margens gengivais, esta pode não ser paralela à linha interpupilar, o que indica um certo grau de inclinação da maxila.

- Um certo grau de inclinação do maxilar é considerado normal e, nesses casos, uma ligeira correção das margens gengivais pode obter uma simetria agradável.

- O acantonamento grave pode exigir uma abordagem interdisciplinar que envolva o reposicionamento cirúrgico da maxila.[7]

6.1b Linha dos lábios:

- O comprimento e a curvatura dos lábios influenciam significativamente a quantidade de exposição à radiação solar em repouso e em atividade.

- A linha do lábio superior serve para avaliar o comprimento do incisivo maxilar exposto em repouso e durante o sorriso e para avaliar a posição vertical das margens gengivais durante o sorriso.

- T linha do lábio inferior serve para avaliar a posição vestibulolingual do bordo incisal dos incisivos superiores e também para avaliar a curvatura do plano incisal.[7]

-

6.2 Referências verticais:

6.2a Linha média

- A linha média é desenhada traçando uma linha vertical hipotética através da glabela, a ponta do nariz, o filtro e a ponta do queixo.

- A linha média é, em regra, perpendicular à linha interpupilar, formando uma espécie de T que produz uma orientação atractiva do sorriso (Fig. **25)**.

- A linha média facial serve para avaliar a localização e o eixo da linha média dentária e as discrepâncias medio-laterais na posição dos dentes.

- A perceção da inclinação dos dentes pode ser vista a partir do aspeto frontal em torno da linha média vertical central, que actua como um fulcro em torno do qual a inclinação axial dos dentes de ambos os lados exibe um fenómeno de equilíbrio das linhas

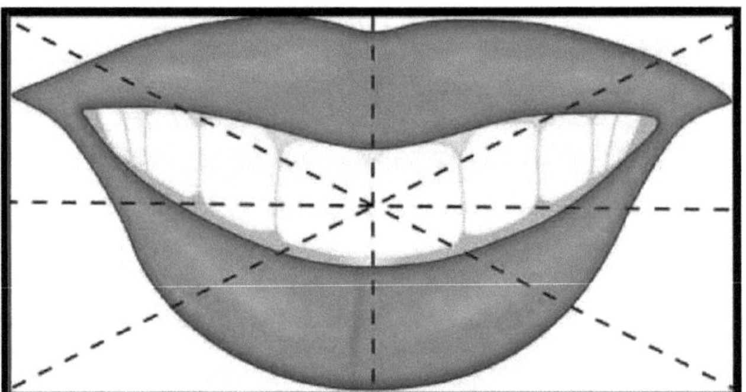

Fig23: Mapa estrutural do dente

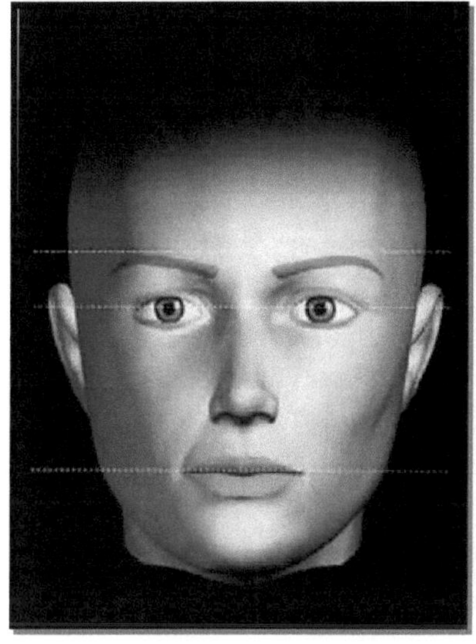 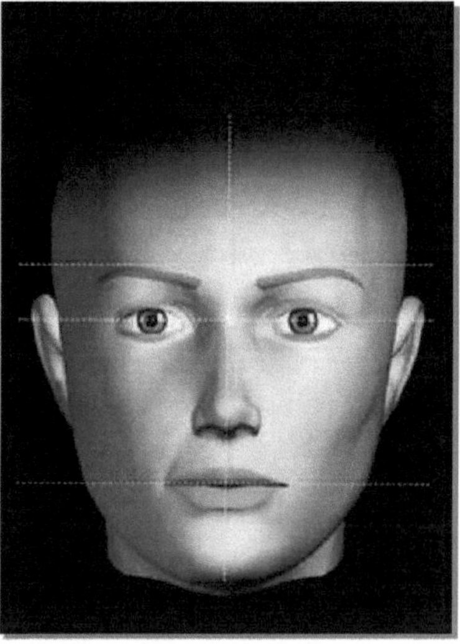

Fig. 24: Linhas de referência horizontais   Fig. 25: Linha de referência vertical

- Os sorrisos naturais apresentam um desvio em relação às inclinações axiais padrão. Os desvios de inclinação axial provocam uma tensão visual quando ultrapassam o ponto de equilíbrio.[7]

6.2b Proporções faciais

- Usando as linhas acima como referência, um rosto bem proporcionado pode ser dividido verticalmente em três porções de igual tamanho **(Fig. 26)**

- O terço superior do rosto é a área entre a linha do cabelo e a linha oftálmica.

- O terço médio vai da linha ofírica à linha interalar.

- O terço inferior estende-se desde a linha interalar até à ponta do queixo.

- A distância entre a parte inferior do nariz e o bordo inferior do lábio superior deve, portanto, ser aproximadamente metade do comprimento entre o lábio inferior e a parte inferior do queixo.

- Quando o paciente passa da posição de repouso, com os dentes ligeiramente afastados, para a posição de máxima intercuspidação, há uma alteração evidente da proporção óptima que normalmente se verifica entre os três terços da face.[7]

6.3 Referências sagitais:

- A análise dos tecidos moles numa posição padronizada ajuda a estudar o perfil de um indivíduo.

• Os contornos do suporte do lábio superior e inferior são determinados pela posição dos dentes anteriores e podem ser utilizados como guia para a colocação dos dentes durante o planeamento das restaurações.

• A protrusão labial, a quantidade de proeminência do queixo, a recessão ou proeminência do nariz e o seu grau, tudo isto ajuda na análise do perfil para diagnóstico e planeamento do tratamento.[7]

6.3a A linha E ou linha estética

• ft é uma linha imaginária que liga a ponta do nariz à parte mais proeminente do queixo **(Fig. 28).**

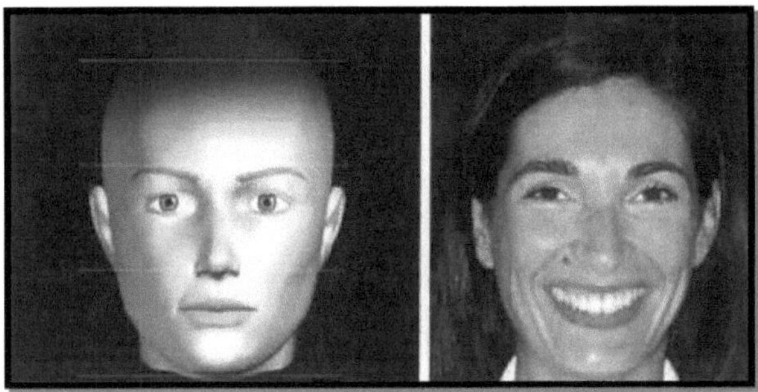

Fig26: Três terços do rosto

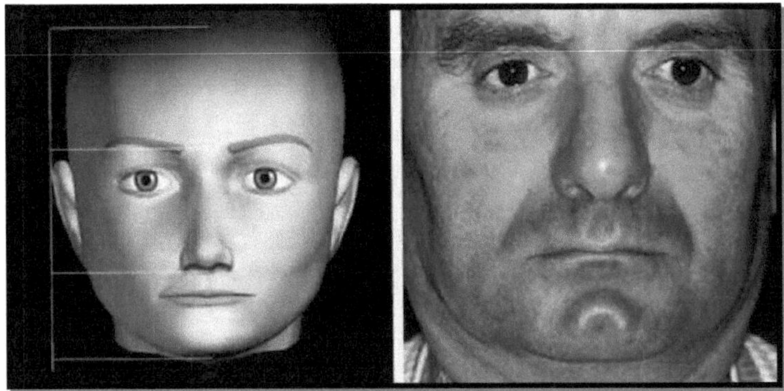

Fig. 27: A altura do terço inferior do rosto está diminuída

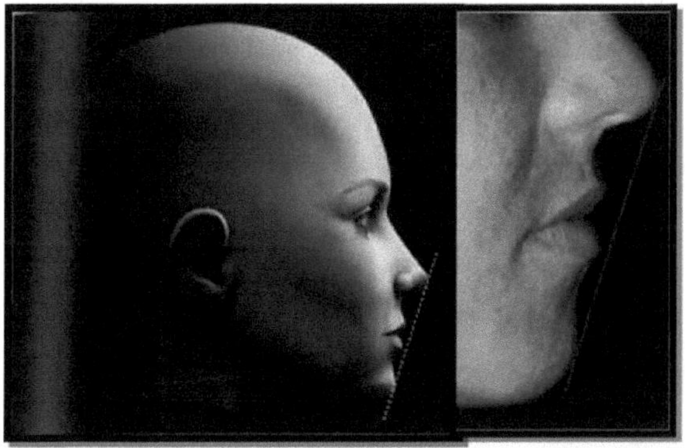

Fig 28: Linha E

•   Um elemento útil para determinar o tipo de perfil é uma avaliação da posição dos lábios em relação à linha E. Num perfil normal, o lábio superior está cerca de 4 mm posterior à linha E, enquanto o lábio inferior está cerca de 2 mm posterior.

•   Qualquer alteração na posição da linha E indica uma anomalia na posição do lábio superior ou inferior.

•   O principal suporte do lábio superior é dado pelos dois terços gengivais dos incisivos centrais superiores e não pelo um terço incisal

•   De acordo com os estudos de Maritato e Douglas, o apoio labial é um melhor guia da posição do dente do que da posição da borda incisal.

•   A relação dos bordos incisais maxilares com o lábio inferior é um guia para a colocação da posição e do comprimento do bordo incisal.[7]

CAPÍTULO 2. COMPONENTES DOS TECIDOS MOLES NA ANÁLISE DO SORRISO

Um sorriso atrativo ou agradável aumenta claramente a aceitação de um indivíduo na nossa sociedade, melhorando a impressão inicial nas relações interpessoais. Um sorriso defeituoso pode ser considerado corretamente como uma deficiência física.[16]

O mantra correto para exibir e desenhar este sorriso agradável depende da integração harmoniosa entre os elementos dentários, faciais e dos tecidos moles do sorriso.

Os componentes dos tecidos moles da análise do sorriso são:

a)   Saúde gengival

b)   Contorno e simetria gengival

c)   Papila interdental

d)   Linha dos lábios

e)   Corredor bucal

<u>SAÚDE GENGIVAL</u>

A gengiva actua como a estrutura para os dentes; assim, o sucesso estético final do caso é grandemente afetado pela saúde gengival. É de extrema importância que os tecidos gengivais estejam num estado de saúde completo antes do início de qualquer tratamento.

1.   cor-de-rosa pálido, pontilhado, firme e deve apresentar uma superfície mate;

2.   localizado facialmente - 3 mm acima da crista óssea alveolar e

3.   localizado interdentalmente - 5 mm acima da papila óssea intercrestal deve ser pontiagudo e deve preencher o espaço gengival até à área de contacto.[17] **(Fig. 29)**

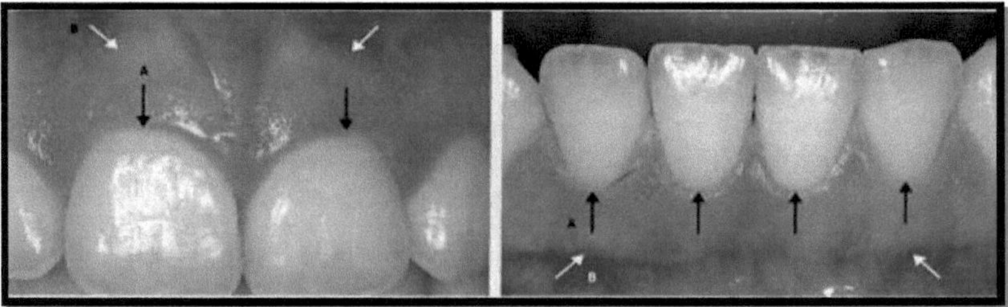

Fig29: Gengiva saudável

CONTORNO GENGIVAL E SIMETRIA GENGIVAL

■ CONTORNO GENGIVAL

Zénite gengival

• É o ponto mais apical do contorno gengival e está localizado distalmente ao longo eixo do dente nos incisivos centrais superiores e caninos, enquanto nos incisivos laterais superiores e incisivos inferiores, está localizado ao longo do longo eixo (Fig. 30).

• Esta caraterística morfológica, produzida pela correta posição e disposição dos dentes anteriores, é especialmente evidente nos incisivos centrais superiores, dando uma caraterização marcada pela imagem em espelho que os distingue.

• No entanto, isso não é notado de forma consistente nos incisivos inferiores, onde o zénite pode estar centrado ao longo do eixo do dente.[7]

■ SIMETRIA GENGIVAL

A simetria gengival dos incisivos centrais requer uma atenção especial. A simetria gengival entre os incisivos laterais e os caninos não é obrigatória, uma vez que mesmo uma exibição unilateral da margem gengival livre de um incisivo lateral ou de um canino em várias posições do sorriso também é esteticamente aceitável.

• As margens gengivais dos incisivos centrais superiores e do canino devem ser simétricas e estar numa posição mais apical em comparação com as dos incisivos laterais (Fig. 31).

• Os incisivos laterais devem ser coronais a uma linha traçada através das margens cervicais dos caninos e incisivos centrais (Fig. 32).

• Chiche et al consideraram que a assimetria das margens gengivais na linha média é essencial, enquanto que mais lateralmente, uma certa quantidade de assimetria é permitida.[7]

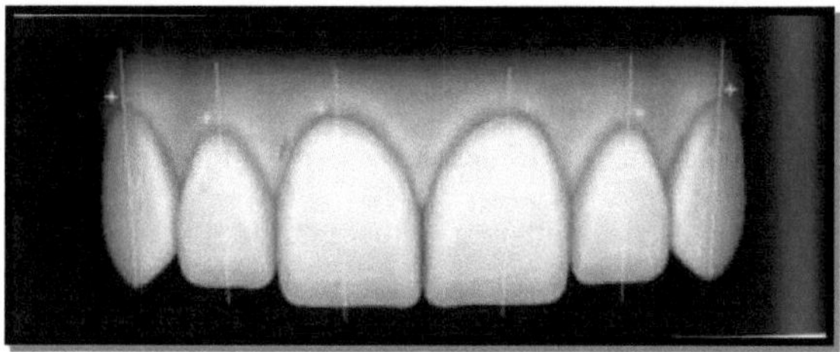

Fig30: Zénite gengival

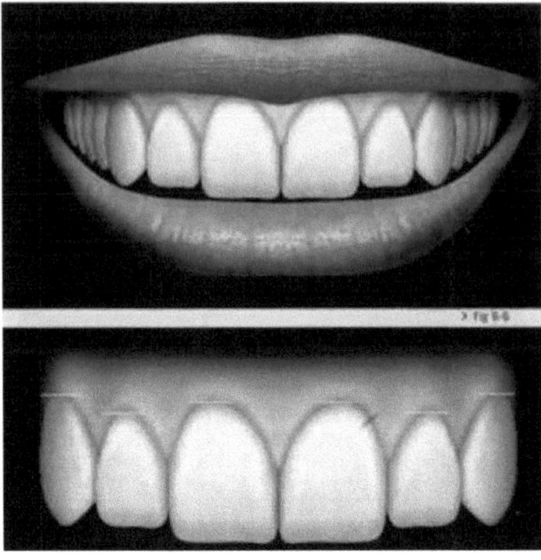

Fig. 31: Simetria gengival

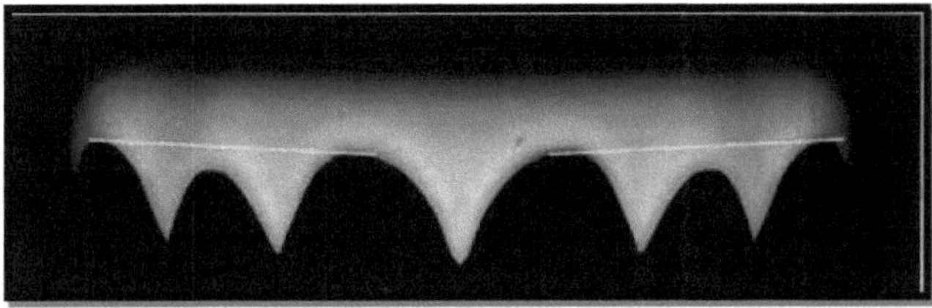

Fig. 32: Incisivos laterais coronais a uma linha traçada através das margens cervicais dos caninos e incisivos centrais

PAPILA INTERDENTAL

• A arquitetura gengival típica, que é paralela à crista óssea subjacente e à junção dento-esmalte, é caracterizada pela presença de papilas que preenchem os espaços interdentários.

• A papila entre os dois incisivos centrais parece mais longa do que a dos dentes adjacentes em relação à posição das áreas de contacto interproximais. (**Fig. 33**)

• Entre dentes muito próximos, a papila pode parecer alongada porque o seu desenvolvimento é guiado pelos contornos interproximais dos dentes.

• No entanto, uma distância inferior a 0,3 mm resulta frequentemente no seu desaparecimento devido à ausência de um pico ósseo por baixo.

• Se, por outro lado, as raízes estiverem muito afastadas umas das outras, a papila parecerá bastante plana e aparecerá um espaço pouco atrativo entre os dentes.[7]

36

LINHA DE LÁBIOS

Durante o sorriso, o limite inferior do lábio em relação aos dentes e aos tecidos gengivais é a linha do lábio. O tipo de linha labial desempenha um papel importante na determinação do número de dentes a restaurar. Não se deve observar apenas o número de dentes expostos quando o paciente está a sorrir, mas é obrigatório observar todos os dentes que são visíveis quando o paciente sorri amplamente. A medicina dentária classificou arbitrariamente 3 tipos de sorrisos que, relacionando a altura do lábio superior em relação aos incisivos centrais anteriores superiores, são referidos como apresentando uma linha de lábio baixa, linha de lábio média e linha de lábio alta[18].

Linha labial alta: expõe os dentes em plena exibição e também os tecidos gengivais acima das margens gengivais.

Linha do lábio baixa: não expõe os tecidos gengivais ao sorrir.

Linha **média dos lábios**: expõe os dentes maxilares e apenas a papila interdental.[1]

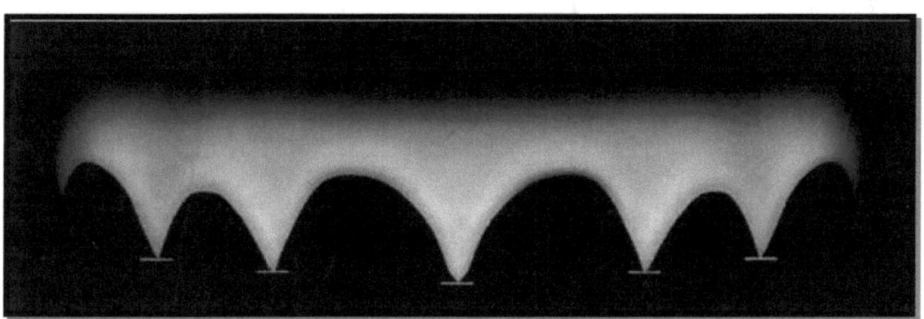

Fig33: Papilas interdentais

LIPLINA ALTA:

PONTO A CONSIDERAR NA MODALIDADE DE TRATAMENTO: O doente com a linha superior alta pode não ser o melhor candidato para uma coroa total, porque o tecido tende a recuar com o tempo e uma margem anteriormente oculta pode tornar-se visível. Se a restauração for ceramometal, mesmo um pequeno colar metálico pode ficar exposto. O tecido gengival fino e transparente é mais suscetível de recuar após a realização de técnicas de moldagem. Mesmo que a margem não seja exposta aquando da inserção da coroa, essa exposição pode ocorrer mais tarde e deixar o doente extremamente insatisfeito. Se possível, é preferível sugerir um plano de tratamento de compromisso utilizando colagem de resina composta ou facetas de porcelana.[1]

LINHA MÉDIA:

PONTO A CONSIDERAR NA MODALIDADE DE TRATAMENTO: A linha média do lábio apresenta apenas uma dificuldade moderada na restauração da coroa, porque a margem gengival só é vista nos sorrisos mais largos. Para uma fala normal ou um sorriso ligeiro, não há exposição desta área, pelo que uma ligeira sugestão de um colar metálico não deve apresentar qualquer dificuldade invulgar para a maioria dos pacientes. No entanto, para os pacientes que são extremamente críticos em relação a qualquer exposição de metal, a porcelana ain butt joint deve ser novamente utilizada.[1]

LIPLINA BAIXA:

PONTO A CONSIDERAR NA MODALIDADE DE TRATAMENTO: Uma restauração ceramometal com um colar metálico é uma restauração ideal para um doente com uma linha de contorno baixa e, uma vez que o colar metálico não pode ser visto a não ser que o doente retraia o lábio com os dedos para ver a margem gengival, torna-se importante comunicar este facto e permitir que o doente participe na decisão final sobre o tratamento. É necessário explicar ao paciente exatamente porque é que a sua linha labial lhe permitirá criar a melhor restauração biocompatível possível. No entanto, alguns pacientes, mesmo aqueles com baixos valores de lipline, podem ter reservas emocionais sobre a presença de metal exposto na boca; por isso, este facto deve ser tratado numa base psicológica e funcional.[1]

ESPAÇO DO CORREDOR BUCAL

O conceito de corredor bucal surgiu na década de 50, devido à preocupação em garantir uma prótese de aparência natural[19]. Por isso, os dentes posteriores também devem ser incluídos na análise do sorriso e na avaliação do espaço do corredor vestibular.[20]

O corredor bucal é o espaço criado entre a superfície bucal dos dentes posteriores e o canto dos lábios quando o paciente sorri.[21]

De acordo com **Frush e Fischer,** o espaço do corredor vestibular é o espaço entre as superfícies faciais dos dentes posteriores e o canto dos lábios quando o paciente está a sorrir[20,22]

<u>Medição do corredor bucal, da plenitude do sorriso e da largura do sorriso (Fig. **34**)</u>

A plenitude do sorriso é calculada de acordo com a largura da dentição maxilar visível *(A)* dividida pela largura da comissura interna *(B)*. O corredor bucal foi calculado como a diferença entre a largura da dentição maxilar visível e a largura da comissura interna dividida pela largura da comissura interna. Ambos os rácios são apresentados em percentagem. A largura do sorriso foi definida como o rácio percentual entre a largura da comissura externa *(C)* e a largura da face ao nível vertical das comissuras *(D)*.

O corredor vestibular é medido a partir do ângulo da linha mesial dos primeiros pré-molares superiores até à porção interior da comissura dos lábios, sendo frequentemente representado por um rácio da largura intercomissural dividida pela distância de primeiro pré-molar a primeiro pré-molar.[19]

A aparência do corredor bucal é influenciada por:

- Largura da arcada maxilar

- Tónus dos músculos faciais

- Posicionamento da face vestibular dos pré-molares superiores

- Proeminência dos caninos, particularmente no ângulo distal da linha facial[21].

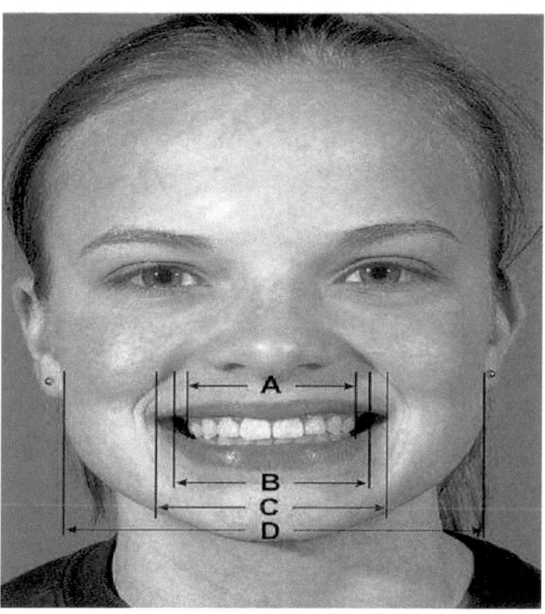

Fig. 34: Medição do corredor bucal, da plenitude do sorriso e da largura do sorriso.

Martin A, Buschang P, Boley J, Taylor R e MckinnyT(2007)[23]realizaram um estudo **para** avaliar o impacto de corredores bucais (BCs) de vários tamanhos na atratividade do sorriso. Os objectivos determinados neste estudo foram determinar o impacto dos CBs na atratividade do sorriso, bem como correlacionar a diferença na forma como os leigos e os

39

ortodontistas percepcionam os CBs; analisar também a influência do número de dentes exibidos ao sorrir, a influência da assimetria ligeira e a influência da idade ou do sexo no impacto dos CBs na atratividade do sorriso. Uma fotografia de uma mulher a sorrir, mostrando primeiro molar a primeiro molar (Ml - Ml), foi alterada digitalmente para produzir (1) sorrisos que preenchiam 84, 88, 92, 96 e 100 por cento da abertura oral; (2) sorrisos de segundo pré-molar a segundo pré-molar (PM2 - PM2) que preenchiam 84, 88, 92 e 96 por cento da abertura oral; e (3) sorrisos com BC assimétrica que preenchiam 88, 90, 94 e 96 por cento da abertura oral. Os 18 sorrisos produzidos foram avaliados por 82 ortodontistas (70 homens e 12 mulheres) e 94 leigos (40 homens e 54 mulheres). Concluiu-se que tanto os ortodontistas como os leigos classificaram os sorrisos com BCs pequenas como mais atractivos do que aqueles com BCs grandes. Os ortodontistas classificaram os sorrisos Ml - Ml como mais atractivos do que os sorrisos PM2 - PM2, enquanto os leigos preferiram os sorrisos PM2 - PM2. Os ortodontistas classificaram apenas dois dos oito sorrisos assimétricos como menos atractivos do que seria de esperar para sorrisos simétricos com larguras de arco semelhantes; os leigos não classificaram nenhum sorriso assimétrico como menos atrativo do que seria de esperar. A idade e o sexo do avaliador não influenciaram significativamente o impacto das BCs na atratividade do sorriso.Estudos como estes sugerem que as preferências pela atratividade facial devem desenvolver-se cedo na vida e devem ser mantidas na idade adulta.

A forma da arcada também tem uma influência direta no corredor bucal. Uma arcada ideal é uma arcada mais larga que esteja em conformidade com a forma de Us, o que pode proporcionar o espaço necessário para o corredor bucal. O corredor bucal não deve ser completamente eliminado porque confere a qualidade de profundidade ao sorriso artificial.[21]

Moore T, Southard KA, Casko JS, Qian F, Southarde TE (2005)[24] determinaram a influência dos corredores bucais na atratividade do sorriso quando julgado por leigos. Os corredores bucais são definidos como os espaços entre as superfícies faciais dos dentes posteriores e os cantos dos lábios quando o paciente está a sorrir. Foram digitalizadas lâminas coloridas da face inteira de 10 indivíduos sorridentes selecionados aleatoriamente (5 mulheres e 5 homens). As 5 imagens de cada sujeito foram emparelhadas em 11 combinações possíveis, e os 110 pares resultantes foram projectados aleatoriamente para um painel de 30 leigos adultos que compararam as 2 imagens em cada par quanto à atratividade do sorriso. Verificaram que um sorriso mais largo (corredor bucal mínimo) foi considerado por leigos como mais atrativo do que um sorriso estreito (corredores bucais maiores), e não foram encontradas diferenças significativas no julgamento entre indivíduos do sexo masculino e feminino ou entre juízes do sexo masculino e feminino. Concluíram que ter corredores vestibulares mínimos é uma caraterística estética preferida tanto em homens quanto em mulheres, e que corredores vestibulares grandes devem ser incluídos na lista de problemas durante o diagnóstico ortodôntico e o planejamento do tratamento.

CAPÍTULO 3. LINHA DO SORRISO E TIPOS DE SORRISO

Sorriso - uma atividade de posicionamento agradável dos músculos da expressão facial que irradia estímulos sensoriais agradáveis, criando assim uma sensação de bem-estar para o utilizador e para o espetador.[25]

LINHA DO SORRISO : Os lábios superior e inferior enquadram a zona de exposição do sorriso.[26] A Linha do Sorriso é uma linha imaginária traçada ao longo dos bordos incisais dos dentes anteriores superiores.[17]

Quando se sorri, o bordo inferior do lábio em relação aos dentes e aos tecidos gengivais é a linha do lábio. A linha do lábio não deve ser confundida com a linha do sorriso. Num sorriso estético, os bordos dos dentes anteriores superiores seguem um curso convexo ou em forma de asa de gaivota, combinando com a curvatura do lábio inferior. A linha do sorriso invertida ocorre quando os centrais parecem mais curtos que os caninos ao longo do plano incisal.[17]

CLASSIFICAÇÃO DO SORRISO (Solomon)[27]

1. Dependendo do grau de exposição dos dentes anteriores superiores, da papila interdentária, da gengiva e da mucosa durante o sorriso, foram identificados três tipos de sorrisos

a) Sorriso dos dentes (Sorriso baixo)

b) Sorriso gengival/Papila (sorriso médio)

c) Sorriso de mucosa (Sorriso alto)

A. Sorriso dos dentes: Exposição de menos de 75% dos dentes anteriores maxilares[25](Fig. **35)**

B. Sorriso de papila/Gengiva: Cerca de 75% a 100% de exposição dos dentes anteriores superiores e apenas da gengiva interproximal[25] **Fig. 36)**

C. Sorriso da mucosa: exposição completa da superfície labial dos dentes, papila interdentária, mucosa gengival e labial marginal livre[25] **Fig. 37).**

2) Dependendo do paralelismo da curva incial maxilar com o lábio inferior:[27]

a) Sorriso convexo

b) Sorriso côncavo

c) Sorriso reto

a) A linha de sorriso convexa acentua a qualidade do sorriso e, por conseguinte, é uma linha de sorriso positiva [25] **(Fig. 38)**.

b) A linha de sorriso côncava dá um carácter desagradável, áspero e distraído ao sorriso e é, portanto, uma linha de sorriso negativa.[25] **(Fig. 39)**

c) A linha reta do sorriso pode ter um efeito positivo ou negativo, dependendo da sua harmonia com a curvatura labial e com a presença ou ausência de corredor bucal[25] **Fig. 40)**.

NOTA: Uma linha de sorriso convexa e o paralelismo da linha de sorriso em relação ao lábio inferior são duas qualidades desejáveis do sorriso que lhe conferem um carácter agradável.[25]

Perenack J (2005)[28] mostrou como a modificação dos lábios pode ser usada para melhorar a aparência estética do paciente, com atenção específica às caraterísticas estéticas da linha do sorriso dentário. Com o envelhecimento, ocorre uma série de alterações previsíveis nos lábios superior e inferior que actuam para mascarar procedimentos dentários estéticos, incluindo implantes dentários, cirurgia estética gengival e restaurações dentárias ideais. A avaliação e o diagnóstico adequados das alterações labiais senis, tais como a atrofia labial, a perda da arquitetura labial e o alongamento dos lábios, conduzem a um plano de tratamento fiável que proporciona uma estrutura mais estética para visualizar a abertura oral. Foram utilizados procedimentos de aumento labial dirigidos para corrigir a perda de volume e arquitetura labial. A técnica de elevação subnasal dos lábios foi apresentada como um método para corrigir o alongamento dos lábios. Os riscos e limitações destes procedimentos foram

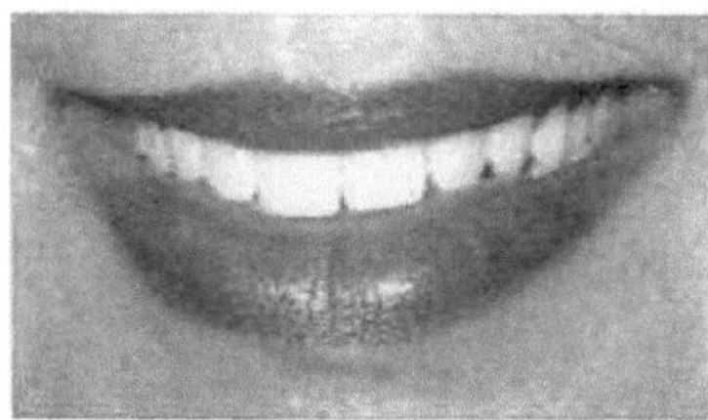

Fig 35: Tooth smile

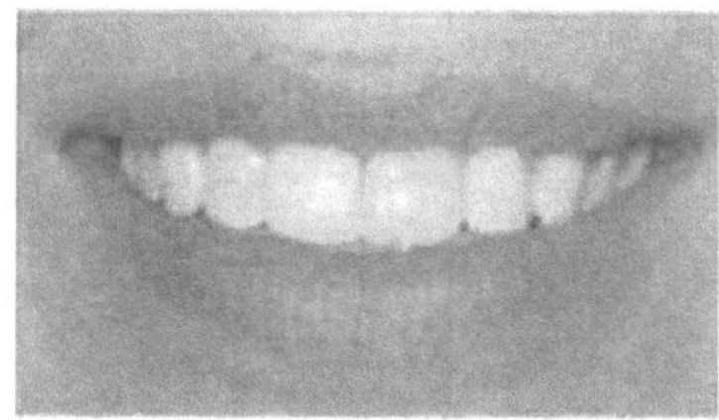

Fig 36: Papilla smile

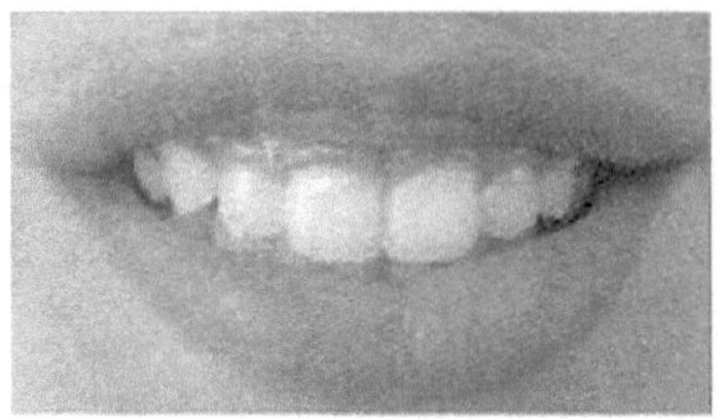

Fig 37: Mucosa smile

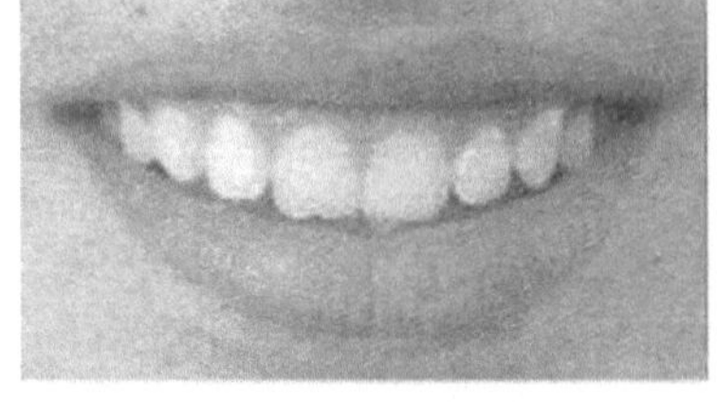

Fig 38: Convex smile

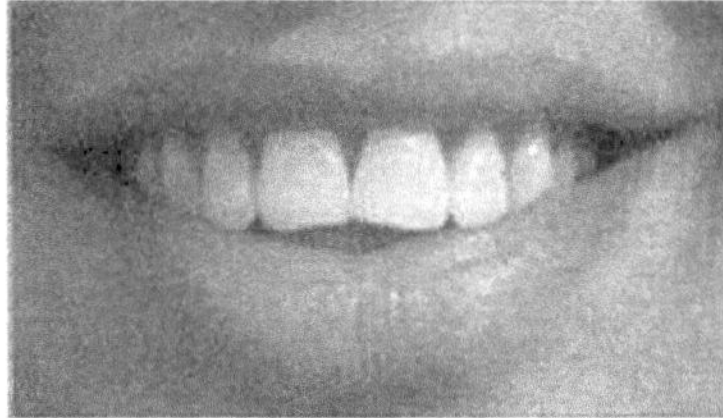

Fig 39: Concave smile

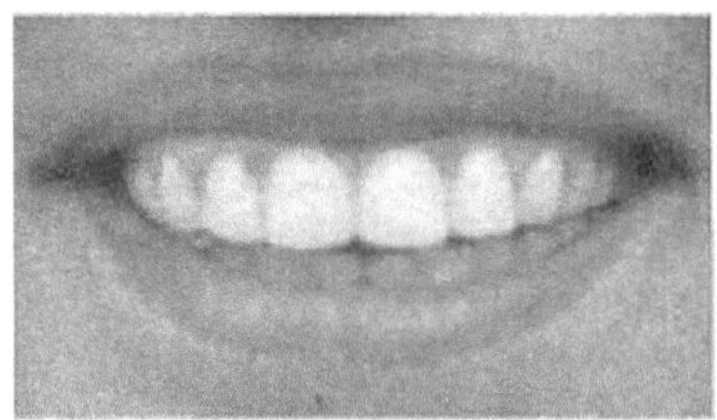

Fig 40: Straight smile

abordado. A tríade da perda da arquitetura dos lábios, do volume dos lábios e do alongamento dos lábios actua no sentido de esconder do paciente, dos amigos e da família as soberbas restaurações dentárias. Resumiram que o aumento dirigido dos lábios combinado com a elevação dos lábios proporciona um método fiável para otimizar a exibição da dentição rejuvenescida, criando ao mesmo tempo uma região perioral mais jovem.

3) Com base nas diferentes apresentações anatómicas dos elementos da zona de exposição, são: o sorriso social e o sorriso de prazer (Fig. 41).

SORRISO SOCIAL: O sorriso social, ou o sorriso tipicamente usado como saudação, é uma expressão facial voluntária, estática e sem esforço. Os lábios se separam devido à contração muscular moderada dos músculos elevadores dos lábios, e os dentes e, às vezes, o arcabouço gengival são exibidos.[26]

SORRISO DE PRAZER: O sorriso de prazer, provocado pelo riso ou grande prazer, é involuntário. Resulta da contração máxima dos músculos elevadores e depressores dos lábios superior e inferior, respetivamente, o que provoca a expansão total dos lábios, com a máxima exposição dos dentes anteriores e da gengiva.[6]

ESTILOS/PADRÕES DE SORRISO

O estilo de sorriso é outro determinante dos tecidos moles da zona de exposição dinâmica.[26] O estilo de sorriso de um indivíduo depende da direção de elevação e depressão dos lábios e dos grupos musculares predominantes envolvidos. Embora existam milhões de sorrisos diferentes - essencialmente tantos quanto o número de indivíduos - três padrões básicos de sorriso podem ser identificados. Os cirurgiões plásticos, encarregados de reabilitar sorrisos, identificaram geralmente os seguintes padrões de sorriso neuromuscular[29]

1. *O sorriso de comissura:* é o padrão mais comum. Neste sorriso, tipicamente considerado como um arco de Cupido, os cantos da boca são primeiro puxados para cima e para fora, seguidos pelos levantadores do lábio superior que se contraem para mostrar os dentes superiores. Neste padrão clássico de sorriso, a borda incisal mais baixa dos dentes maxilares são os incisivos centrais. A partir deste ponto, a convexidade continua superiormente, com o primeiro molar do maxilar a estar 1 a 3 mm mais alto do que o bordo incisal dos centrais **(Fig. 42)**.

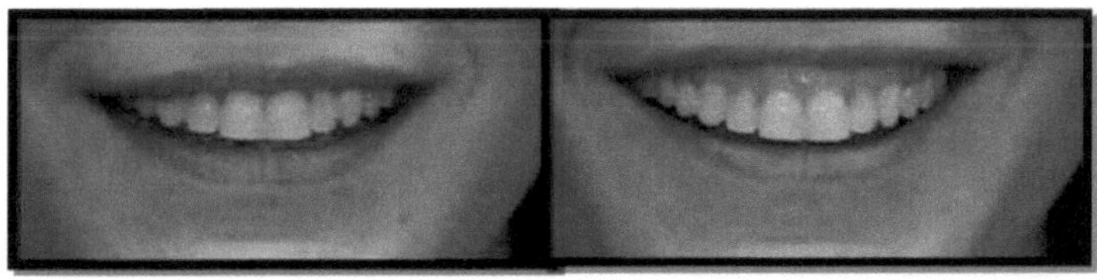

Fig.41: Exposição dos dentes anteriores em sorrisos sociais e de prazer

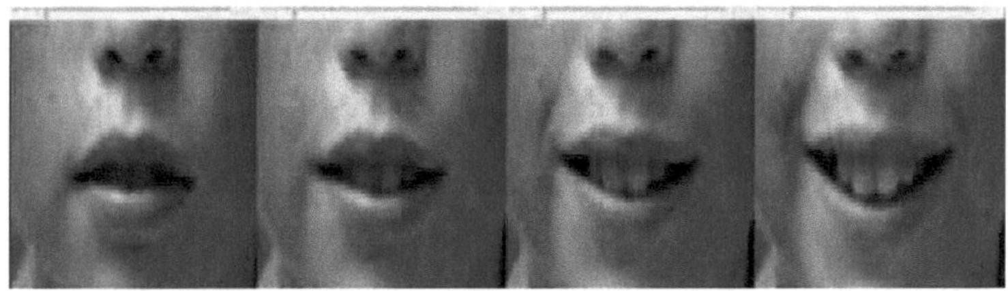

Fig42: Sorriso de comissura

Entre as personalidades com sorrisos de comissura reconhecíveis contam-se Jerry Seinfeld, Dennis Quaid, Jennifer Aniston, Frank Sinatra, Jamie Lee Curtis e Audrey Hepburn.

2. *O sorriso cúspide... A* forma dos lábios é normalmente visualizada como um diamante. Este padrão de sorriso é identificado pela dominância dos músculos elevadores do lábio superior. Eles se contraem primeiro, expondo os dentes cúspides, depois os cantos da boca se contraem para puxar os lábios para cima e para fora. No entanto, os cantos da boca são frequentemente inferiores à altura do lábio acima das cúspides maxilares. Muitas vezes, há um giro inferior semelhante dos pré-molares superiores, em

oposição à convexidade contínua de um sorriso comissural. Este efeito de "asa de gaivota" é silhuetado pelos tecidos gengivais, que correspondentemente imitam a forma do lábio superior. Nesse padrão de sorriso, os molares superiores estão frequentemente na borda incisal dos incisivos centrais ou abaixo dela **(Fig. 43)**.

3. *O sorriso complexo,* caracteriza 2% da população.3 A forma dos lábios é tipicamente ilustrada como dois chevrons paralelos. Os levantadores do lábio superior, os levantadores dos cantos da boca e os depressores do lábio inferior contraem-se simultaneamente, mostrando todos os dentes superiores e inferiores ao mesmo tempo. A principal caraterística desse sorriso é a forte tração muscular e a retração do lábio inferior para baixo e para trás. Nesse padrão de sorriso, os planos incisais maxilar e mandibular são geralmente planos e paralelos **(Fig. 44)**.

VISIBILIDADE DA LINHA DO SORRISO E DO PERIDONTIUM

A harmonia do sorriso é determinada não só pela forma, posição e cor dos dentes, mas também pelos tecidos gengivais.

A visibilidade do peridontium depende da posição da linha do sorriso, que é definida como a relação entre o lábio superior e a visibilidade dos tecidos gengivais e dos dentes . Para determinar a visibilidade do peridontium, é necessário ter em conta dois pontos-chave.

Em primeiro lugar, o profissional tem de olhar não só para a visibilidade da gengiva marginal (a fase antes do sorriso gengival), mas também para a visibilidade dos rebordos gengivais.

Em segundo lugar, o profissional precisa de considerar tanto o sorriso natural como o sorriso forçado ao avaliar a posição da linha do sorriso.[30]

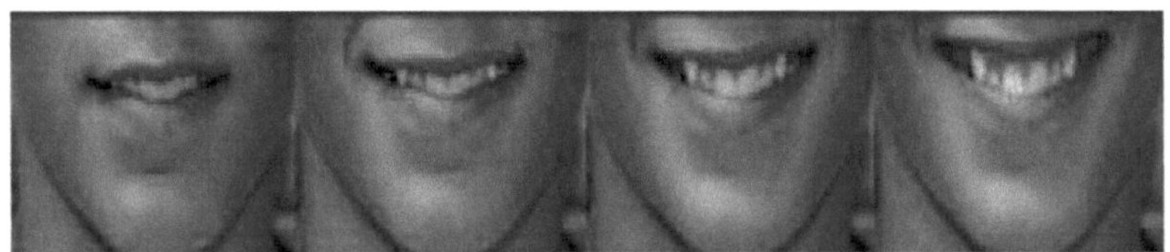

Fig. 43: Sorriso cúspide

Personalidades eminentes com sorrisos cúspides incluem Elvis, Tom Cruise, Drew Barrymore, Sharon Stone, Linda Evangelista e Tiger Woods.

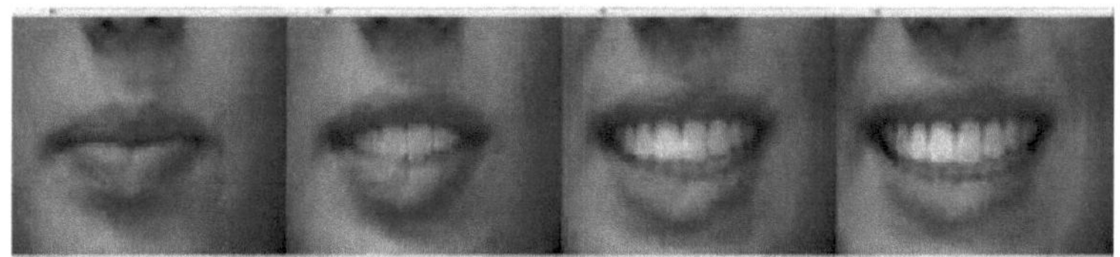

Fig44: Sorriso complexo

Entre as personalidades com sorrisos complexos contam-se Julia Roberts, Marilyn Monroe, Will Smith e Oprah Winfrey[29].

Liebart MF et al(2OO4)[30] realizaram um estudo para estabelecer a frequência da visibilidade do peridontium durante o sorriso natural e forçado. Foram tiradas fotografias clínicas dos sorrisos dos participantes e a linha do sorriso foi analisada. O periodonto foi mais visível no sorriso forçado do que no sorriso natural. A idade e o género influenciaram a posição da linha do sorriso apenas no sorriso natural.O exame da visibilidade do periodonto deve ser realizado tanto no sorriso natural como no sorriso forçado. Os dentistas restauradores e os periodontistas têm de prestar atenção ao facto de que o impacto visual do sorriso não está associado exclusivamente à beleza dos dentes individuais, mas também ao periodonto.

CAPÍTULO 4. CONSIDERAÇÕES PRELIMINARES NA FORMULAÇÃO DO PLANO DE TRATAMENTO

A medicina dentária estética envolve a integração harmoniosa do design do sorriso, da seleção de materiais e da comunicação com o paciente, de modo a satisfazer as expectativas do paciente dentário atual, cada vez mais instruído.[31]

O sucesso na medicina dentária estética depende em grande parte da capacidade de compreender claramente a queixa principal e as expectativas do doente ao procurar tratamento dentário para corrigir um problema estético e de as abordar da forma mais completa possível. Além disso, a estética, sendo subjectiva, pode não se basear nos mesmos critérios, tanto para o doente como para o dentista.

Por conseguinte, recomenda-se vivamente que, antes de qualquer tratamento estético eletivo, os doentes possam visualizar o resultado projetado com as suas limitações para os ajudar a compreender o que pode ser realisticamente alcançado. O envolvimento do paciente no processo de tomada de decisão produzirá informações valiosas, conduzindo a um resultado mutuamente satisfatório.

Levine refere que uma das causas mais comuns de insucesso nos tratamentos dentários estéticos não resulta de um problema técnico, mas de uma falha de comunicação entre o dentista e o paciente. Existem várias ferramentas de comunicação e diagnóstico para ajudar os pacientes a compreender e visualizar o resultado estético esperado, tendo cada uma delas as suas limitações. Estas incluem formulários de análise do sorriso, questionários, enceramentos de diagnóstico, fotografias de antes e depois de outros pacientes, imagens de computador e maquetas diretas com resina composta.[32]

Compreender as expectativas do paciente é fundamental para que os clínicos desenvolvam um plano de tratamento que não só seja bom para o tecido dentário, mas também esteticamente agradável. Muitas vezes, os pacientes podem não ser capazes de identificar as suas necessidades em algo mais do que frases curtas que indiquem as suas queixas principais. Os clínicos devem então decidir se as expectativas podem ser satisfeitas. Se estas expectativas não puderem ser satisfeitas, é provável que o caso falhe. Assim, uma formulação do planeamento do tratamento é o passo mais crucial na conceção do sorriso.

1. CONSIDERAÇÕES ANTES DO PLANEAMENTO DO TRATAMENTO

- **Comunicação**

> **Formulários/questionários de avaliação do sorriso** - Critérios artísticos e biológicos e défices de critérios de conceção do sorriso

A comunicação entre o paciente e o dentista deve ser o passo mais importante na formulação de qualquer modalidade de tratamento. Ao informar os pacientes de todas as opções, benefícios e riscos, e ao permitir-lhes tomar uma decisão informada e esclarecida, a saúde geral do paciente e a probabilidade de satisfazer as suas expectativas estéticas melhorarão.

2. CONSIDERAÇÕES DURANTE O PLANEAMENTO DO TRATAMENTO

- **Otimização de restaurações estéticas**

Maquetas de diagnóstico - A maquete permite ao doente visualizar o resultado esperado do tratamento estético, tanto intra-oralmente como indiretamente num molde. Transmite se o potencial do dentista e as expectativas do doente podem ou não ser satisfeitas.

> **Conceção digital do sorriso -** Envolve a obtenção de imagens digitais do aspeto pré-paciente e do aspeto pós-sorriso do paciente.

> **Seleção da tonalidade -** Devem ser aplicados os princípios da seleção da tonalidade e da física da luz, para visualizar se a tonalidade e a cor pretendidas se misturam ou se uma tonalidade consegue satisfazer todos os requisitos e se combina com a dentição circundante.

1. CONSIDERAÇÕES ANTES DO PLANEAMENTO DO TRATAMENTO

- **COMUNICAÇÃO**

> **Avaliação do sorriso**

VISÃO ARTÍSTICA E CONCEPÇÃO DO SORRISO BIOLÓGICO[10]

Depois de considerar a visão artística, os dentistas e técnicos podem desenvolver um plano de tratamento que engloba não só a estética, mas também as necessidades biológicas, funcionais e estruturais do caso.

Ao informar o paciente de todas as opções, benefícios e riscos, permitindo-lhe tomar uma decisão informada e esclarecida, a saúde geral do paciente e a probabilidade de satisfazer as suas expectativas estéticas melhorarão.

Em última análise, quando é implementada e seguida uma política de comunicação aberta, é possível obter o melhor em termos de função, estética e padrão de cuidados.

CRITÉRIOS[10]

Para compreender plenamente como é concluído um caso de design de sorriso, há critérios objectivos fundamentais que devem ser abordados em primeiro lugar.

Uma vez que estas áreas tenham sido analisadas, compreendidas e implementadas, a equipa dentária pode ter critérios subjectivos para continuar a desenvolver o caso e proporcionar o resultado esperado para o doente. **(Tabela 6 e 7)**

DÉFICES DE CRITÉRIOS[10]

Embora os critérios para a conceção biológica do sorriso forneçam informações sobre uma forma previsível de planear o tratamento e realizar um caso, existem muitas áreas que podem levar a obstáculos. Estes critérios são questões que devem ser colocadas antes de efetuar tratamentos de restauração e avaliadas durante o tratamento e novamente após a conclusão da remodelação dentária. **(Tabela 8)**

1. Facial and lip balance (midline)
2. Tooth size and shape (outline form)
3. Tooth axial inclination
4. Tooth proportion
5. Interdental contacts and embrasures
6. Tooth profile (three facial planes)
7. Gingival health
8. Gingival morphology and contour
9. Gingival papillae
10. Gingival zenith
11. Smile line and occlusal cant
12. Vestibular reveal (buccal corridor)

Tabela 6: Objetivo fundamental dos critérios de conceção do sorriso

1. Variations in tooth form
2. Tooth arrangement
3. Tooth texture and characterization
4. Tooth color and shade progression
5. Dynamic negative space

Quadro 7: Considerações subjectivas sobre a conceção do sorriso

1. Is the periodontal health optimal?
2. Is margin placement and design appropriate? Are the margins visible?
3. Has underlying tooth color been properly managed to allow for an optimal cosmetic result?
4. Does the restoration have "show through" of tooth structure or the fracture line under the material?
5. Are the surface finish, polish, and luster appropriate?
6. Is the labial anatomy (primary, secondary, and tertiary) appropriate? Are there three planes for the labial contour of the central incisors?
7. Have line angles been properly developed?
8. Is the color (hue, value, and chroma) selection appropriate/natural, not monochromatic?
9. Are incisal translucency and halo effect appropriate?
10. Is the interproximal contact or connector proper in length and position?
11. Is the midline appropriate?
12. Is the axial inclination appropriate?
13. No dark triangles?
14. Is the cervical/incisal tooth length symmetrical from right to left?
15. Are contralateral teeth in harmony in terms of size, shape, and position?
16. Are the cervical embrasures proper?
17. Are effects of internal and surface color characterizations appropriate?
18. Is the buccal corridor properly developed?
19. Are incisal edges in harmony with the smile line?
20. Is the tooth preparation inappropriate or excessive?

Tabela 8: Perguntas de base biológica na avaliação do tratamento do sorriso

FORMULÁRIO DE AVALIAÇÃO ESTÉTICA COMPLETA

A perceção da estética varia de paciente para médico e a falta de comunicação relativamente ao resultado esperado pode ser frustrante para ambos, acabando num fracasso. Uma comunicação adequada torna-se crucial.

Calamia et al (2011) [33], departamento de cariologia e cuidados abrangentes, Nova Iorque, formularam uma comunicação mais fácil entre o paciente e o dentista, seguindo um formato de questionário. Os autores introduziram um Formulário de Avaliação do Sorriso para ajudar os clínicos a lidar com casos estéticos difíceis **(Figs. 45, 46 e 47).** Este formulário está atualmente em uso nas clínicas da Faculdade de Medicina Dentária da Universidade de Nova Iorque e é ensinado nos cursos pré-clínicos do primeiro e segundo anos.

2. CONSIDERAÇÕES DURANTE O PLANEAMENTO DO TRATAMENTO

- Considerações para otimizar as restaurações estéticas na reabilitação do sorriso

Após a formulação de um plano de tratamento adequado na conceção do sorriso, devem ser seguidos determinados factores para obter um resultado ideal e satisfatório, como a seleção do material adequado, a correspondência da tonalidade do material estético com a cor natural do dente e as maquetas de diagnóstico para verificar a compreensão do resultado final por parte do paciente.

MAQUETAS DE DIAGNÓSTICO[31]

As maquetas de diagnóstico são parte integrante do diagnóstico e do planeamento do tratamento. Pode ser facilmente efectuada na consulta dedicada à discussão do plano de tratamento com o doente, imediatamente antes do procedimento. A maioria dos doentes aprecia esta opção, que pode aumentar a sua motivação e cooperação, especialmente se o tratamento proposto exigir consultas longas ou múltiplas. A maquete de diagnóstico como abordagem de diagnóstico mediato na cadeira permite que o paciente compreenda melhor e participe no processo de planeamento do tratamento e expresse os seus pensamentos relativamente ao resultado proposto pelo dentista.[2]

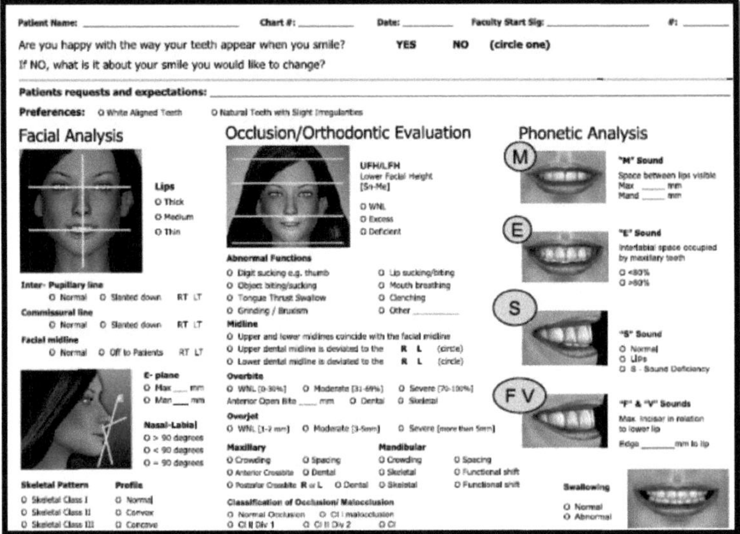

Fig. 45

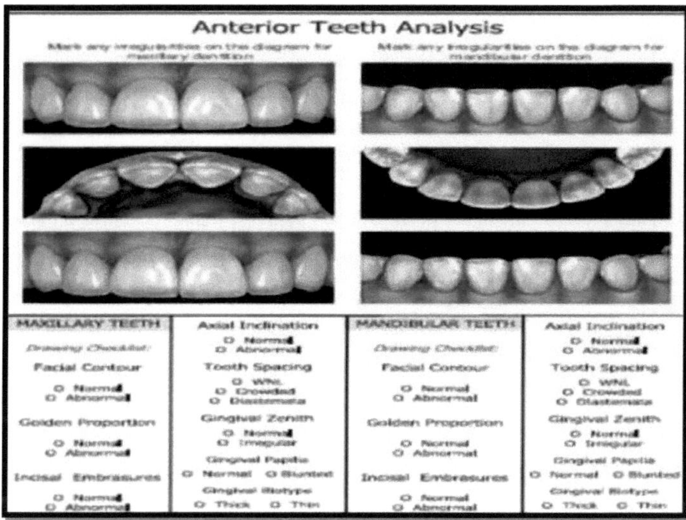

Fig. 46

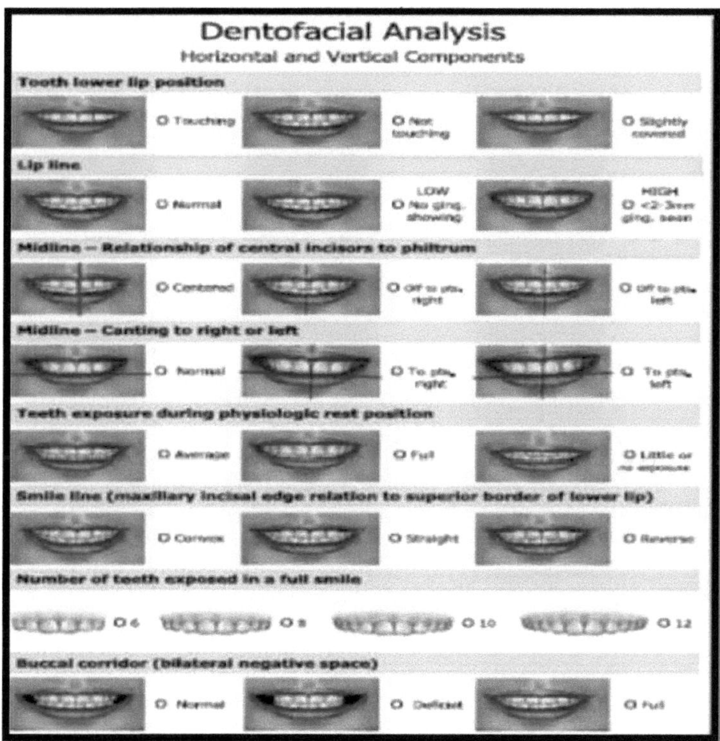

Fig. 47

TIPOS DE MAQUETAS:

1. MAQUETE INTRA-ORAL DIRECTA

2. MAQUETE INDIRECTA

Maquete intra-oral direta[31]

Estabelecer uma visão partilhada do resultado estético pretendido entre o paciente e o clínico é fundamental para o sucesso do tratamento proposto. Na técnica da maquete intra-oral, a resina composta e a preparação dos dentes são usadas para criar o novo sorriso intra-oralmente para verificação pelo paciente.

Procedimento: no processo de maqueta, a resina composta é adicionada temporariamente (ou seja, sem condicionamento ou aplicação de um agente de ligação), em áreas de insuficiência; a redução do dente é efectuada em áreas de excesso.(**Fig. 48**)

A técnica intra-oral de maquetas de compósito é normalmente efectuada na altura do tratamento, imediatamente antes da preparação dos dentes. Isto demonstra o desenho do sorriso proposto ao paciente e permite o fabrico de um modelo de matriz para as restaurações provisórias.

Após a aprovação e satisfação do paciente relativamente ao resultado final, é efectuada a preparação final do dente e o material de restauração é adicionado após a aplicação do agente de ligação e do condicionador e o material é curado no local. É efectuado o acabamento e polimento final[31] **Fig. 49**).

Maqueta indireta[34]

O enceramento de diagnóstico indireto é criado modificando a forma dos dentes no molde de diagnóstico do paciente com a aplicação de cera e reduzindo a pedra conforme necessário. É sabido que este instrumento de diagnóstico é indispensável em casos estéticos complexos. O enceramento de diagnóstico revela muitas vezes tratamentos adicionais necessários que não eram evidentes durante o exame clínico e é um auxiliar visual e funcional dinâmico na obtenção de resultados previsíveis. É altamente recomendável que o profissional mantenha um molde duplicado inalterado para referência futura e para comparação ao explicar o plano de tratamento ao paciente.

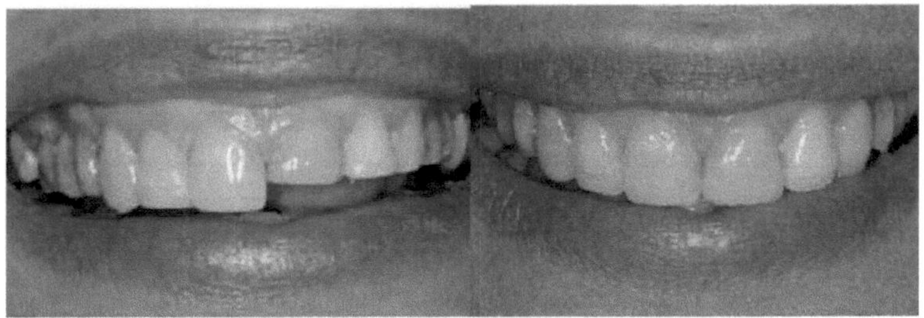

Fig. 48: O compósito é esculpido em posição sem aplicação de adesivo.

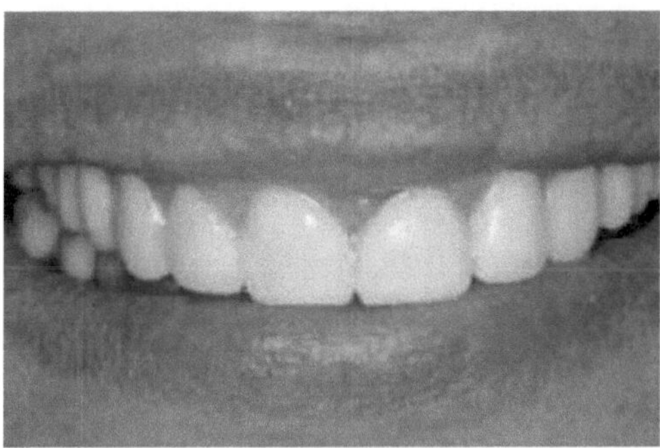

Fig49: A restauração definitiva exibiu uma forma harmoniosa e natural e atingiu as expectativas estéticas do paciente.

Te chnique:

1. Obter o modelo de diagnóstico do paciente e montar os modelos num articulador **(Fig. 50).**

2. Iniciar e completar o enceramento de diagnóstico. Desenhar o sorriso do paciente com base nas informações preliminares recolhidas na visita inicial **(Fig. 51).**

3. Fazer um índice de massa duplicando a cera **para cima:(Fig. 52)**

a. Estender o índice de massa de vidraceiro a alguns dentes distais aos dentes destinados à restauração.

b. Estender a massa para capturar alguns milímetros do tecido mole.

c. O índice de massa deve ser suficientemente espesso para permitir a sua rigidez.

4. Criar uma janela palatina **(Fig. 53):**

a. Com a lâmina n° 11, cortar e remover, do índice de massa, o lado palatino dos dentes a restaurar.

b.   Estenda a janela até ao dente adjacente em cada lado distal.

c.   Não incluir os bordos incisais na janela. Manter a sobreposição incisal com o índice de massa.

5.   Apare ambas as partes distais da asa do indicador, de modo a manter apenas a impressão dos dentes. Remover todas as impressões de tecidos moles para minimizar a interferência quando colocado na boca.

6.   Aparar a impressão do tecido mole cervical dos dentes a restaurar, de modo a manter apenas cerca de 1 mm de tecido mole cervical.

7.   Experimente o índice na boca do doente e verifique o assentamento.

8.   Com um rolo de algodão, limpar rapidamente o excesso de material do lado palatino antes de o material começar a endurecer **(Fig. 54).**

9.   Aguardar o endurecimento do acrílico e, em seguida, remover o índice de massa.

10.   Verificar a adaptação. Remover eventuais excessos de material com brocas de polimento de compósito.

11.   Permitir que o doente veja e experimente a maquete do resultado final esperado (Fig. 55).

12.   Remover a maquete, lascando-a com um instrumento adequado. (via;escavadoras, ou explorador)

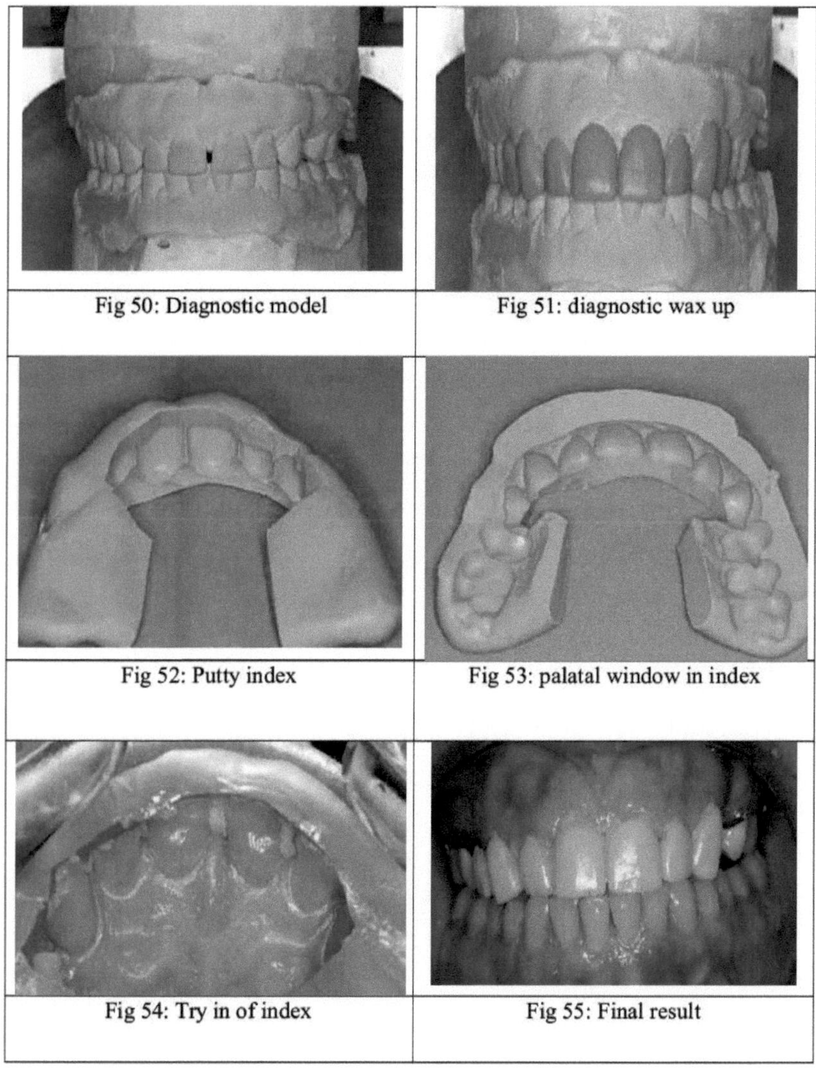

Fig 50: Diagnostic model	Fig 51: diagnostic wax up
Fig 52: Putty index	Fig 53: palatal window in index
Fig 54: Try in of index	Fig 55: Final result

VANTAGENS DA MAQUETA

Esta técnica permite que o profissional e o paciente visualizem os resultados pretendidos antes do tratamento ser finalizado. Na sua essência, cria o protótipo para o novo sorriso. Em segundo lugar, a maquete intra-oral de compósito permite o fabrico da matriz personalizada para as restaurações provisórias. A maquete intra-oral de compósito também serve como uma ferramenta de comunicação entre o paciente e o operador. Além disso, a técnica transmite confiança ao paciente, uma vez que ele ou ela pode testemunhar em primeira mão a escultura das restaurações pelo clínico. O software de imagiologia computorizada mostra como um computador pode alterar um sorriso, enquanto a técnica da maquete demonstra o que o clínico pode alcançar. Este procedimento também transmite informações críticas sobre as caraterísticas e dimensões exactas dos dentes. O envio ao ceramista de fotografias e modelos das facetas provisórias retrata exatamente o que vai ser criado. Isto pode determinar se não é necessário fazer alterações na proporção do dente para criar harmonia com as caraterísticas faciais, simetria facial e equilíbrio.[31]

A maquete de diagnóstico é também uma ferramenta inestimável para confirmar que o dentista compreende o que o paciente procura em termos de resultado estético e para apontar e discutir as limitações antes de qualquer tratamento ser efectuado, evitando assim frustrações pós-tratamento tanto para o paciente como para o dentista. É, portanto, muito útil em casos em que se espera um resultado comprometido.[32]

ÚLTIMA TENDÊNCIA NA REMODELAÇÃO DO SORRISO; DESIGN DIGITAL DO SORRISO

O Digital Smile Design (DSD)[35] é uma ferramenta concetual multiusos que pode reforçar a visão de diagnóstico, melhorar a comunicação e aumentar a previsibilidade ao longo do tratamento.

> O DSD permite uma análise cuidadosa das caraterísticas faciais e dentárias do paciente, bem como de quaisquer factores críticos que possam ter sido ignorados durante os procedimentos de avaliação clínica, fotográfica ou de diagnóstico com base em moldes .

> O desenho de linhas e formas de referência sobre fotografias digitais extra- e intra-orais numa sequência pré-determinada pode alargar a visualização do diagnóstico e ajudar a equipa de restauração a avaliar as limitações e os factores de risco de um determinado caso, incluindo assimetrias, desarmonias e violações dos princípios estéticos.

> A adoção do protocolo DSD pode tornar o diagnóstico mais eficaz e o planeamento do tratamento mais consistente. Os esforços necessários para implementar a DDS são recompensados por uma sequência de tratamento mais lógica e direta, levando a poupanças de tempo, materiais e custos durante o tratamento.

Esta visualização melhorada facilita a seleção da técnica de restauração ideal.

Os esboços DSD podem ser efectuados em software de apresentação como

- Keynote (iWork, Apple, Cupertino, Califórnia, EUA) ou
- Microsoft PowerPoint (Microsoft Office, Microsoft, Redmond, Washington, EUA).

> O protocolo DSD oferece vantagens nos seguintes domínios:[35,36]

* Diagnóstico estético

* Comunicação

* Feedback

* Gestão de doentes

* Educação

> **Diagnóstico estético**

* Quando o dentista avalia pela primeira vez um novo paciente com preocupações estéticas, muitos factores críticos podem ser ignorados.

* Um protocolo de fotografia digital e análise digital permite ao dentista visualizar e analisar questões que ele ou ela pode não notar clinicamente. O desenho de linhas e formas de referência sobre fotografias extra e intra-orais digitais pode ser facilmente efectuado utilizando software de apresentação.

> **Comunicação**

* Tradicionalmente, o desenho do sorriso tem sido instituído pelo técnico dentário. O técnico efectua o enceramento da restauração, cria as formas dos dentes e os arranjos dentários e segue as instruções e orientações fornecidas pelo dentista, por escrito ou por telefone.

* O sucesso do tratamento restaurador passa pelo controlo das quatro dimensões do tratamento:

> Estética,

> Função,

> Estrutura

> Biologia.

* Em relação à estética, existem quatro questões principais que devem ser controladas para melhorar a previsibilidade e satisfazer as expectativas do paciente: o plano de referência horizontal, a linha média facial, o smiledesign (forma e disposição dos dentes) e a cor.

* A questão é como transferir com precisão esta informação do rosto para a boca, para o molde e para a restauração final.

* Com esta informação valiosa em mãos, o técnico de prótese dentária pode fabricar

mais eficientemente um enceramento tridimensional, concentrando-se no desenvolvimento de caraterísticas anatómicas dentro dos parâmetros fornecidos, incluindo os planos de referência, as linhas médias faciais e dentárias, a posição recomendada do bordo incisal, a dinâmica labial, a disposição básica dos dentes e o plano incisal.

• Esta informação é transferida do enceramento para a fase de prova através de um modelo ou de uma restauração provisória.

• O desenho das restaurações estéticas definitivas deve ser desenvolvido e experimentado o mais cedo possível para orientar a sequência do tratamento. Um planeamento eficiente do tratamento ajuda toda a equipa dentária a identificar quaisquer desafios e a reduzir o tempo total de tratamento.

> **Feedback**

• O DSD permite uma avaliação precisa dos resultados obtidos em cada fase do tratamento. A sequência do tratamento é organizada nos diapositivos com fotografias, vídeos, notas, gráficos e desenhos.

• Com a régua digital, os desenhos e as linhas de referência, é possível efetuar comparações fáceis entre fotografias antes e depois do tratamento.

• O técnico de prótese dentária também obtém feedback relacionado com a forma, disposição e cor dos dentes para facilitar quaisquer aperfeiçoamentos necessários.

• Esta dupla verificação constante garante a excelência do resultado final e constitui uma excelente ferramenta de aprendizagem para toda a equipa interdisciplinar.

> **Gestão de doentes**

• O DSD pode ser utilizado como uma ferramenta de marketing para motivar o doente, uma ferramenta educacional para ajudar a explicar questões relacionadas com o tratamento e uma ferramenta de avaliação através da comparação de fotografias antes e depois.

• Além disso, a biblioteca de diapositivos de tratamentos anteriores pode ser utilizada para demonstrar as possibilidades de tratamento durante a consulta do doente.

• A apresentação do planeamento do tratamento será muito mais eficaz, porque o DSD permite que os pacientes visualizem múltiplos factores responsáveis pelos seus problemas orofaciais.

• Os problemas apresentados em cada caso podem ser sobrepostos em forma de lista diretamente sobre as fotografias do próprio paciente.

• O clínico pode expressar a gravidade do caso, introduzir estratégias de tratamento, discutir o prognóstico e fazer recomendações de gestão do caso.

• Além disso, o DSD ajuda na aceitação dos doentes, ajudando-os a visualizar e a compreender os tratamentos passados e futuros.

> **Educação**

• Esta biblioteca pessoal de casos clínicos pode também ser partilhada com pacientes e colegas, e os casos mais adequados podem ser transformados numa apresentação de diapositivos para apresentações e palestras.

A DSD pode aumentar o impacto visual de uma aula, incorporando os diapositivos de casos clínicos.

1. FLUXO DE TRABALHO DO SOFTWARE DE DEGRADAÇÃO DIGITAL DO SORRISO

O software Keynote (iWork) permite a manipulação simples das imagens digitais e a adição de linhas, formas e medidas sobre as imagens clínicas e laboratoriais; no entanto, pode ser utilizado software semelhante, como o Microsoft PowerPoint, com pequenos ajustes à técnica.

• São necessárias três vistas fotográficas básicas

> Rosto inteiro com um sorriso largo e os dentes afastados,

> Rosto inteiro em repouso, e

> Vista retraída da arcada maxilar completa com os dentes separados.

• Recomenda-se também um pequeno vídeo em que o doente é convidado pelo médico a explicar as suas preocupações e expectativas relativamente ao tratamento.

• Simultaneamente, o vídeo deve captar todas as posições possíveis do dente e do sorriso, incluindo vistas a 45 graus e de perfil.

• As fotografias e os vídeos são descarregados e inseridos na apresentação de diapositivos.

• O fluxo de trabalho da DSD procede então da seguinte forma:

1.1 A cruz:

> Duas linhas devem ser colocadas no centro da lâmina, formando uma cruz (**Fig.** 56). A fotografia facial com os dentes afastados deve ser posicionada atrás dessas linhas.

> A linha horizontal representa o plano de referência horizontal, ou seja, a linha interpupilar

> A linha vertical representa a linha média facial.

1.2 Arco facial digital:

> Relacionar a imagem do sorriso de rosto inteiro com a linha de referência horizontal é o passo mais importante no processo de desenho do sorriso.

> A linha interpupilar deve ser a primeira linha de referência para estabelecer o plano horizontal, mas não deve ser a única.

> O rosto como um todo deve ser analisado antes de se determinar a melhor referência horizontal para se obter a harmonia. Após determinar a linha de referência horizontal, a linha média facial é delineada de acordo com as caraterísticas faciais, como a glabela, o nariz e o queixo **(Fig. 57)**.

1.3 Análise do sorriso:

> Arrastar a linha horizontal sobre a boca permitirá uma avaliação inicial da relação das linhas faciais com o sorriso.

> O agrupamento das linhas e das fotografias faciais permitirá ao clínico ampliar a imagem sem perder a referência entre as linhas e a fotografia.

> O desvio da linha média e do plano oclusal e a inclinação podem ser facilmente detectados **(Fig. 58)**.

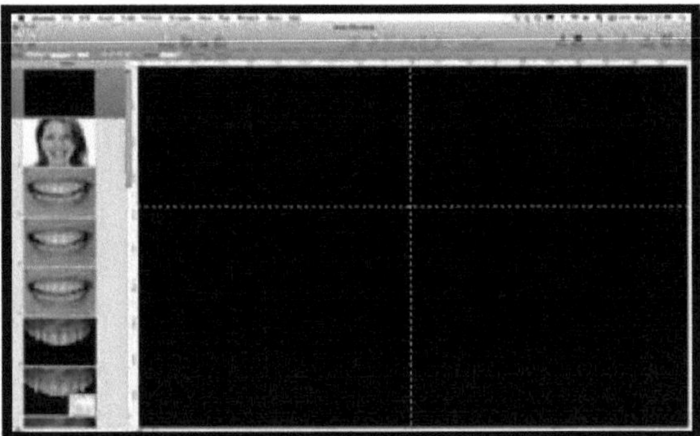

Fig56: A cruz

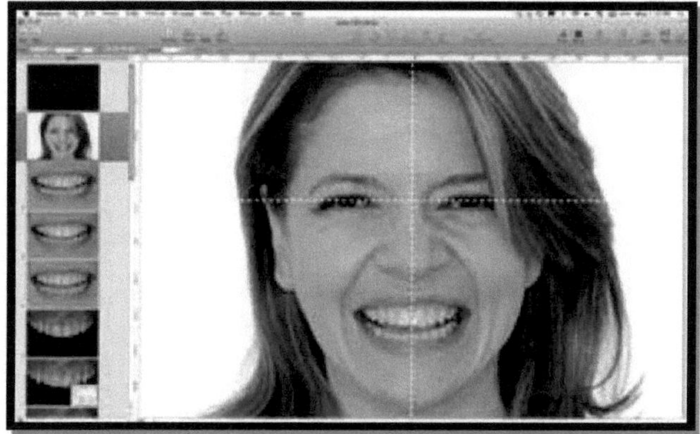

Fig57: Linha horizontal e vertical sobreposta no rosto

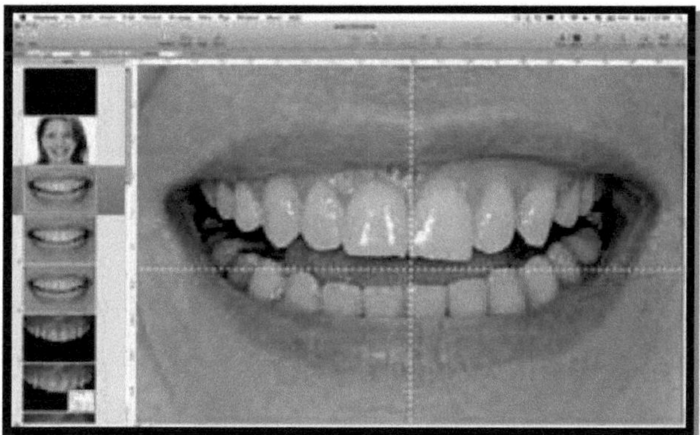

Fig58: Linha horizontal e vertical sobreposta na boca

1.4 Simulação de sorriso:

> Podem ser efectuadas simulações para fixar a posição do bordo incisal, a inclinação, o deslocamento, as proporções dos dentes e o contorno dos tecidos moles **(Fig. 59)**.

1.5 Transferir a cruz para as imagens intra-orais:

> Para analisar as fotografias intra-orais de acordo com as referências faciais, a cruz deve ser transferida para a vista retraída através de três linhas de transferência traçadas sobre a vista do sorriso, como se segue **(Fig. 60):**

a) *Linha 1:* da ponta de um canino à ponta do canino contralateral.

b) *Linha 2:* do meio do bordo incisal de um incisivo central ao meio do bordo incisal do incisivo central contralateral.

c) *Linha 3:* sobre a linha média dentária, desde a ponta das papilas interdentárias da linha média até à incisura incisal.

> É necessário calibrar quatro caraterísticas na fotografia: tamanho, inclinação, posição do bordo incisal e posição da linha média. A linha 1 guiará os dois primeiros aspectos (tamanho e inclinação), a linha 2 guiará a posição do bordo incisal e a linha 3 guiará a posição da linha média **(Fig. 61).**

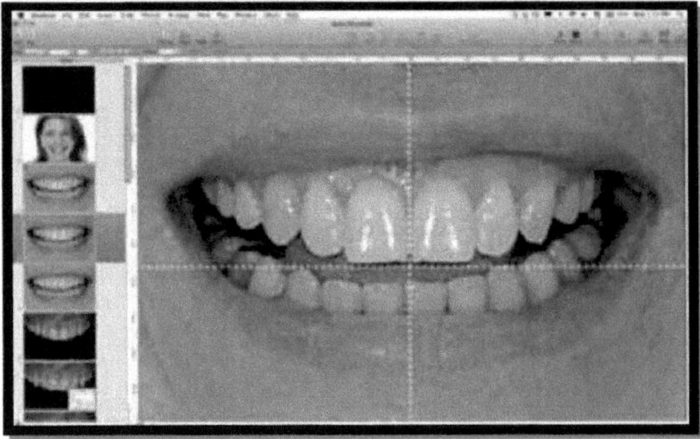

Fig59: Simulação de sorriso

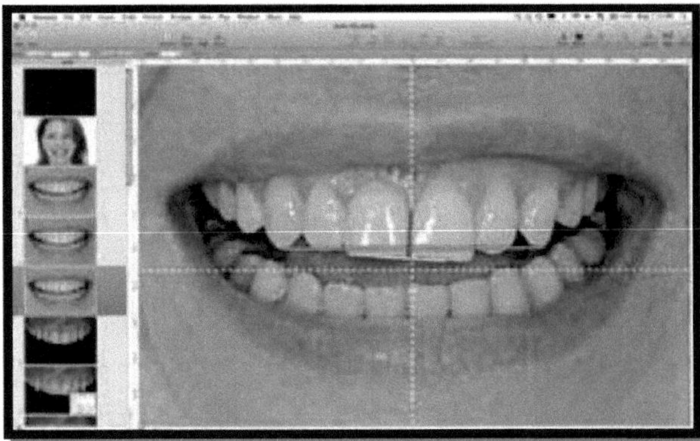

Fig60: Transferência da cruz para a vista recolhida com três linhas de transferência

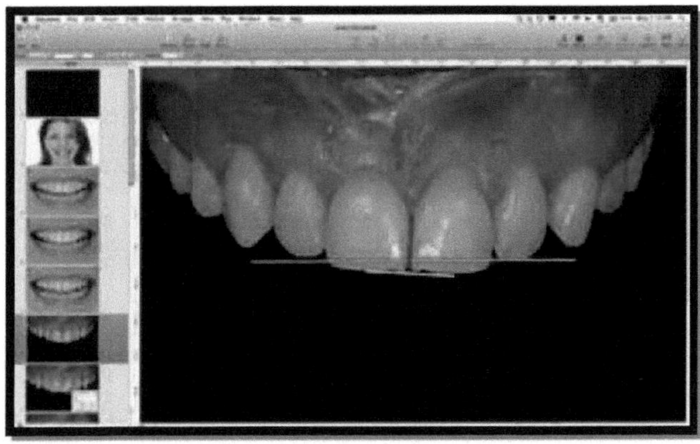

Fig. 61: Linhas que orientam o tamanho, a inclinação, a posição do bordo e a posição da linha média do dente

1.6 Medição da proporção dos dentes:

> A medição da proporção largura/comprimento dos incisivos centrais é o primeiro passo para compreender a melhor forma de redesenhar o sorriso.

> Em seguida, coloca-se **um** retângulo sobre os bordos dos dois incisivos centrais **(Fig. 62).**

> As proporções dos incisivos centrais do paciente podem ser comparadas com as proporções ideais descritas na literatura (Fig. **63).**

> **Lombardi**[6] sugeriu que, idealmente, a largura do incisivo lateral deve ser 62% da largura do incisivo central superior (proporção áurea).

> **Snow**[13] recomendou uma relação de apenas 60% entre a largura lateral e a largura dos incisivos (a percentagem de ouro). Além disso, Snow sugeriu que a largura de cada dente em relação à largura total dos dentes anteriores (canino a canino) deveria ser a seguinte: Canino 10%, incisivo lateral 15% e incisivo central 25%.

> **Ward**[14], por outro lado, utilizou a proporção dentária estética recorrente (RED) e aconselhou que as larguras sucessivas dos dentes devem permanecer constantes, começando na linha média e progredindo para distal, e que uma proporção de 70% de largura lateral para incisivo daria melhores resultados estéticos do que 62% quando a relação largura/altura dos incisivos centrais é de cerca de 0,75-0,78.

Para o incisivo central, espera-se que a largura do dente seja proporcional ao seu comprimento, onde se espera que seja 0,8:1 para um incisivo médio longo (10,4-11,2

mm)

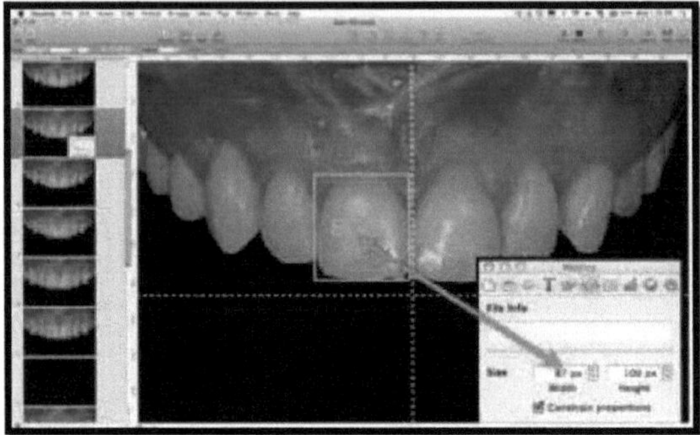

Fig. 62: O retângulo é colocado sobre os bordos de ambos os incisivos centrais para medir a sua proporção

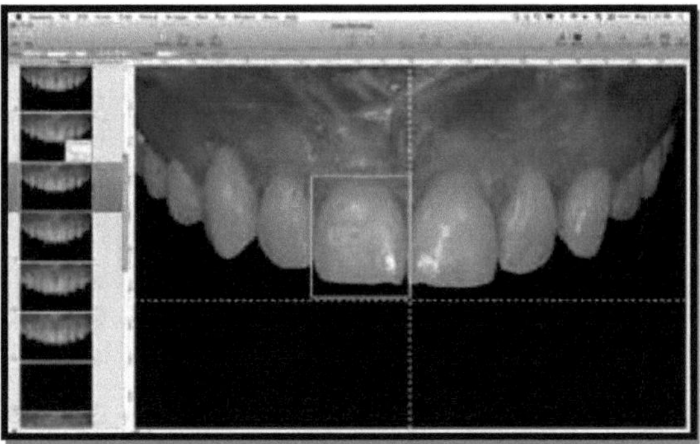

Fig 6 3: Comparação da proporção dos incisivos centrais do paciente com a proporção ideal

1.7 Contorno do dente:

> A partir deste passo, todos os desenhos podem ser efectuados, dependendo do que é necessário visualizar ou comunicar em cada caso específico.

> Por exemplo, os contornos dos dentes podem ser desenhados sobre a fotografia, ou os contornos dos dentes pré-fabricados podem ser copiados e colados. A seleção da forma do dente dependerá de factores como a entrevista morfopsicológica e os desejos do doente, as caraterísticas faciais e as expectativas estéticas **(Fig. 64).**

1.8 Avaliação estética do branco e do rosa:

> Depois de todas as linhas de referência e desenhos terem sido fornecidos, o clínico deve ter uma compreensão clara das questões estéticas envolvidas na arcada maxilar do

paciente, incluindo as proporções dos dentes, a relação interdental, a relação entre os dentes e a linha do sorriso, a discrepância entre as linhas médias faciais e dentárias, a linha média e a inclinação do plano oclusal, a desarmonia dos tecidos moles, a relação entre os tecidos moles e os dentes, as alturas das papilas, os níveis da margem gengival, o desenho da borda incisal e o eixo do dente **(Fig. 65)**.

1.9 Calibração de régua digital:

> A régua digital pode ser calibrada sobre a fotografia intra-oral, medindo o comprimento de um dos incisivos centrais no molde **(Fig. 66)** e transferindo essa medida para o computador **(Fig. 67)**.

> Assim que a régua digital estiver calibrada, o médico pode efetuar quaisquer medições necessárias na área anterior da imagem.

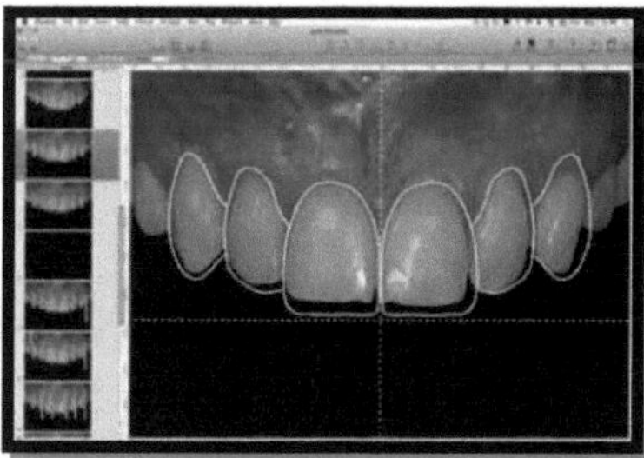

Fig 64: Tooth outline drawn over the photograph

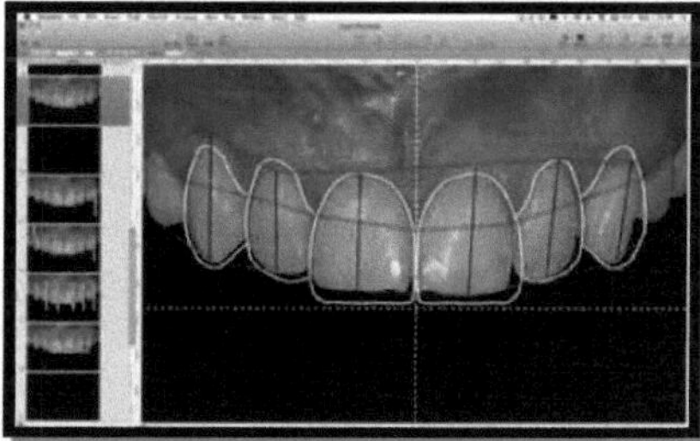

Fig 65: Tooth outline and all reference lines are drawn over the photograph

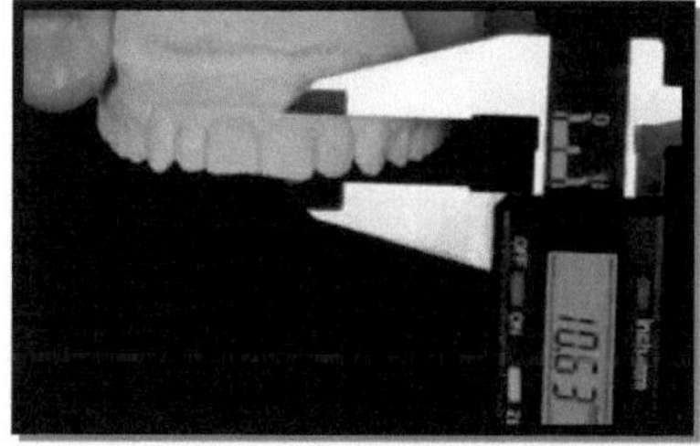

Fig 66: Digital ruler measuring the length of one of the central incisors on the cast

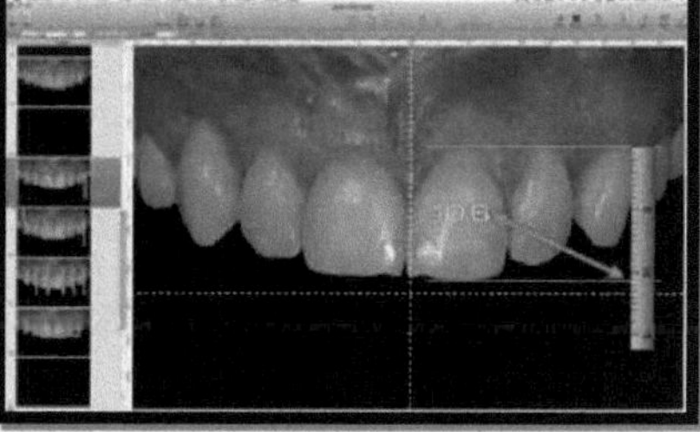

Fig 67: Transferring the measurement to the computer

1.10 Transferência da cruz para o molde:

> Primeiro, a linha horizontal sobre a fotografia intra-oral deve ser movida acima da margem gengival dos seis dentes anteriores.

> A distância entre a linha horizontal e a margem gengival de cada dente é medida com a régua digital, e essas medidas são anotadas na lâmina **(Fig. 68)**.

> As medidas são então transferidas para o molde com a ajuda de um paquímetro. As marcas de lápis são feitas no molde nas mesmas distâncias acima das margens gengivais, tal como mostrado nas imagens digitais.

> Esses pontos são então ligados, criando uma linha horizontal acima dos dentes. O próximo passo é transferir a linha média vertical. Como a linha vertical deve ser perpendicular à linha horizontal, é necessário apenas um ponto para determinar a sua localização.

> A distância entre a linha média dentária e a linha média facial no bordo incisal é medida no computador, e a distância é depois transferida para o molde com o paquímetro **(Fig. 69)**.

> Posteriormente, a linha pode ser desenhada perpendicularmente à linha horizontal que passa sobre este ponto de referência. Depois de desenhar a cruz no molde, é possível transferir qualquer informação necessária, como margens gengivais, cobertura radicular, alongamento da coroa, redução da borda incisal e largura do dente.

> Nesta fase, todas as informações de que o técnico necessitará para desenvolver um enceramento preciso estão disponíveis nas lâminas e no molde.

O wax-up de diagnóstico guiado será uma referência importante para qualquer procedimento cirúrgico, ortodôntico e restaurador. Sobre este enceramento podem ser produzidas várias guias para controlo dos procedimentos, tais como stents cirúrgicos, guias ortodônticas, guias de implantes, guias de alongamento de coroas e guias de preparação de dentes.

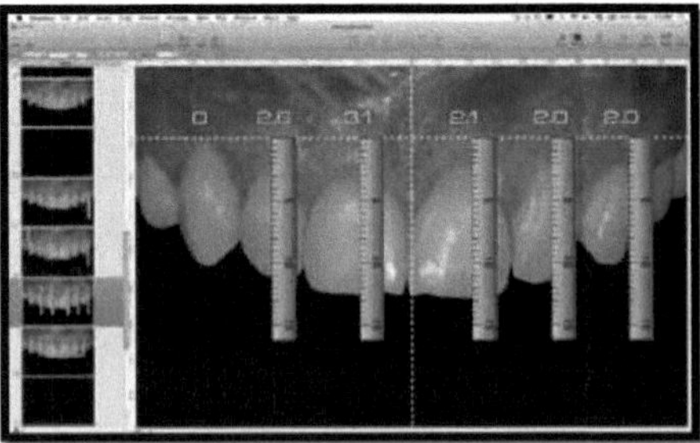

Fig. 68: A distância entre a linha horizontal e a margem gengival de cada dente é medida com a régua digital

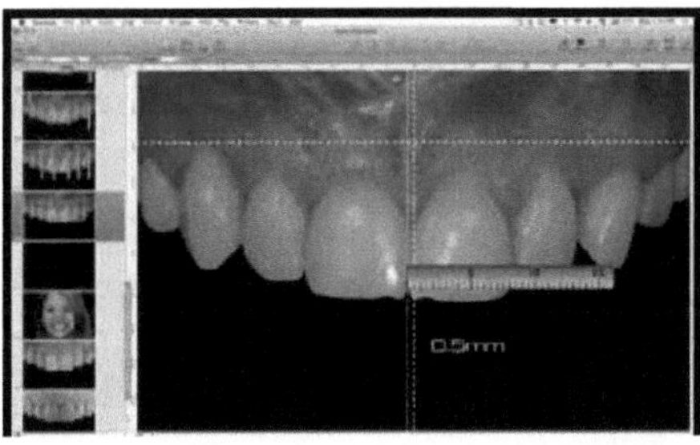

Fig. 69: A distância entre a linha média dentária e a linha média facial no bordo incisal é medida no computador

O próximo passo importante para avaliar a precisão do protocolo DSD e do enceramento é efetuar uma prova clínica **(Fig. 70).**

A prova clínica pode ser efectuada utilizando um modelo direto ou uma restauração provisória, dependendo da complexidade do caso. Após a aprovação do paciente, os procedimentos de restauração podem ser ajustados conforme necessário.

A preparação do dente deve ser minimamente invasiva, permitindo apenas um espaço suficiente para criar o espaço adequado para as restaurações de cerâmica. O fabrico das restaurações finais deve ser um processo controlado com um ajuste final mínimo. Se todos estes passos forem executados correta e cuidadosamente, o resultado final irá provavelmente exceder as expectativas do paciente **(Fig. 71).**

Thumati (2014)[37]enfatizou a avaliação da função e da estética para criar um sorriso bonito na prática dentária utilizando o desenho digital do sorriso. Este relato de caso descreve o tratamento dos dentes hipoplásicos com facetas de desgaste generalizado utilizando a técnica de desenho digital do sorriso (DSD) em vez da abordagem convencional. O plano de tratamento incluiu DSD e medições com régua digital, enceramento de diagnóstico e fabrico de coroas. O autor descreveu que o sorriso que criamos deve ser esteticamente apelativo e funcionalmente sólido. E também enfatizou que o desenho computorizado adequado do sorriso, bem como a comunicação com o técnico de laboratório, facilitam o enceramento de diagnóstico e ajudam a educar os pacientes. Concordaram que o DSD é uma ferramenta extremamente útil para a motivação do paciente e para a comunicação interdisciplinar e laboratorial, sendo também uma ferramenta valiosa para o futuro planeamento do tratamento, de modo a obter um sorriso estético desejável.

A medicina dentária moderna está a enfrentar uma procura crescente de restaurações estéticas com a cor dos dentes, quer em compósito, porcelana ou sistemas acrílicos. Isto faz com que a seleção da cor, no consultório e a sua formulação precisa no laboratório, seja o fator determinante para o sucesso global destas restaurações.[38]

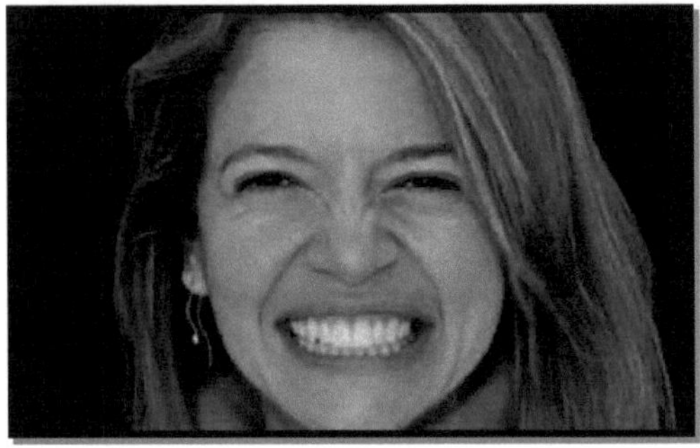

Fig. 70: Experimentação clínica

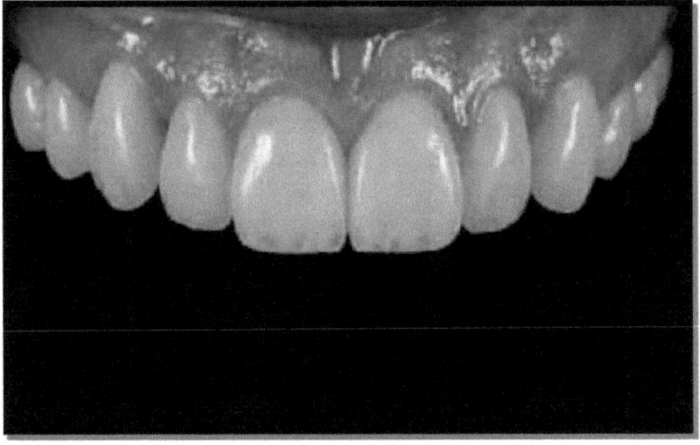

Fig71: Resultado final

Haddad et al(2009)[3] "avaliaram que uma correspondência de cor correta entre o material de restauração e os dentes naturais é essencial para o sucesso da restauração anterior em dentisteria restauradora. Se um dente anterior fosse restaurado com resina composta, tal como as competências técnicas, a capacidade de gerar uma excelente correspondência de cor entre uma restauração da cor do dente e o dente é fundamental para o sucesso estético.

Princípios e aspectos artísticos da seleção de sombras (Joiner e Alvin)[40]:

Os aspectos científicos e artísticos do processo de seleção das sombras foram divididos em quatro categorias principais

1. Propriedades físicas e ópticas do dente que está a ser visualizado

2. Natureza do voo a que o dente está exposto

3. Avaliação da cor do dente por um observador

4. Relação do dente com as estruturas coloridas circundantes.

1. Propriedades físicas e ópticas do dente que está a ser visualizado[38]

A propriedade física mais importante relacionada com a cor de um dente é o seu teor de humidade. Se um dente secar, a sua cor tende a parecer mais clara e menos saturada. Esta secagem ocorre no final de um procedimento dentário, especialmente sob o isolamento de um dique de borracha e durante a realização de impressões de silicone adicionais. São necessários cerca de 2030 minutos para que a cor do dente volte aos seus valores de base. Por isso, tem sido recomendado fazer selecções de cor no início de um procedimento dentário e não no seu final. As propriedades ópticas de um dente resultam de uma interação entre a sua estrutura interna (polpa, túbulos dentinários e cristais de hidroxiapatite) e as caraterísticas externas (tamanho, forma e textura da superfície do dente).

Ten-Bosch e Coops(1995)[41]mostraram que a dentina era responsável por conferir a cor básica do dente, que era ainda modificada pelas suas caraterísticas externas es.

Dozic et al (2005) [42] revelaram que o efeito combinado de todas as estruturas internas faz com que a luz seja reflectida à superfície e absorvida pela substância dentária, tornando assim visível uma determinada cor de dente.

2. Natureza da luz a que o dente está exposto[38]

A fonte de luz utilizada é um dos aspectos mais importantes e frequentemente um dos mais negligenciados durante a seleção da cor. Sem esta luz, a cor não existe porque um objeto que é percebido como uma determinada cor (por exemplo, azul) absorve todas as ondas de luz correspondentes a todas as outras cores e reflecte apenas as ondas (azuis) que são percebidas como a cor desse objeto.

A luz solar continua a ser a principal fonte de energia na Terra. No entanto, a sua distribuição e intensidade dependem de diferentes factores, como a hora do dia, a humidade relativa, a poluição ambiental, as condições meteorológicas e a estação do ano. Por exemplo, a luz durante as horas da manhã ou da noite é rica em amarelo e laranja, mas carece de azul e verde, e a sua distribuição altera-se quando há nuvens.

Dagg et al(2004)[43]demonstraram que se a luz da sua fonte mudar (por exemplo, a luz do sol sob um manto de nuvens), também muda a luz reflectida pelo objeto, caso em que a cor real percebida pelo olho é diferente.

Corcodel et al(2009)[44] que as condições de luz exterior são importantes para a avaliação visual da cor, uma vez que a composição espetral das fontes de luz padrão difere da da luz do dia, conduzindo ao metamerismo.

3. Avaliação da cor do dente por um observador[38]

A avaliação da cor do dente envolve a determinação da cor do dente alvo na clínica ou no laboratório. Este processo baseia-se nos factores de influência das auditorias da fisiologia da visão humana.

Existem dois métodos que podem ser utilizados para fazer coincidir a cor dos dentes naturais com a do material de restauração de cor dentária, ou seja, visualmente ou através da utilização de um dispositivo de restituição de cor **(Okubo et al 1998).**[39]

Avaliação da cor visual: A avaliação da cor baseia-se na fisiologia da visão humana, em que a luz reflectida por um dente entra na retina para ativar os cones, a partir dos quais são transmitidos impulsos eléctricos para o centro ótico no cérebro, onde é feita uma interpretação da cor. Este processo é subjetivo porque indivíduos diferentes podem ter interpretações diferentes para o mesmo estímulo em momentos diferentes e também porque a capacidade de perceber uma cor e depois distingui-la de outras cores (discriminação de cores) varia muito de uma pessoa para outra, dentro da mesma pessoa, bem como de pacientes para dentistas.[38]

Apertar os olhos enquanto se escolhe a cor ajuda a reduzir a quantidade de luz que atinge o olho e melhora a precisão. Os candeeiros de trabalho não devem ser utilizados para a escolha da cor e podem resultar numa escolha incorrecta da cor.[45]

Guias de cor.Alguns sistemas de compósito requerem a utilização de guias de cor personalizadas, em vez da guia de cor Vitapan Classical (Vita) ou da guia de cor Vitapan 3D-Master (Fig. 73).As guias de cor recentemente introduzidas incluem a Vita Valueguide3DMaster (Fig. 74) e um dispositivo digital (Fig. 75). Quando utilizar um sistema de compósito, deve utilizar a escala de cores recomendada para assegurar a melhor correspondência possível entre o compósito final polimerizado e a dentição circundante (ou outras restaurações). Além disso, certifique-se de que, se for recomendado um guia de cores, este corresponde de facto às cores do compósito polimerizado e, uma vez que este não é um caso uniforme. Ocasionalmente, pode ser útil colocar uma camada muito fina no dente e fixá-la à vista antes de a remover facilmente, desde que não tenha havido qualquer condicionamento ou colagem antes disso. O material compósito também deve ser estável em termos de cor para evitar o comprometimento da estética ao longo do tempo. Ao efetuar a seleção da cor, escolhe-se primeiro a tonalidade, depois o croma e, por fim, o valor. Se utilizar um guia de cores Vitapan, esta ordem resultará em escolher primeiro de A a D para a tonalidade, e depois selecionar de dentro desse grupo para o croma. Por último, o valor é selecionado com base no grau de luminosidade/escuridão e pode resultar na visualização de uma tonalidade diferente como alternativa.[45]

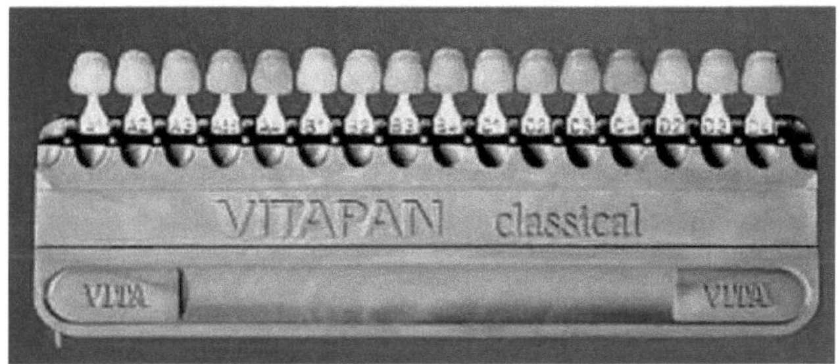

Fig. 72: Guia de tonalidade clássica Vitapan

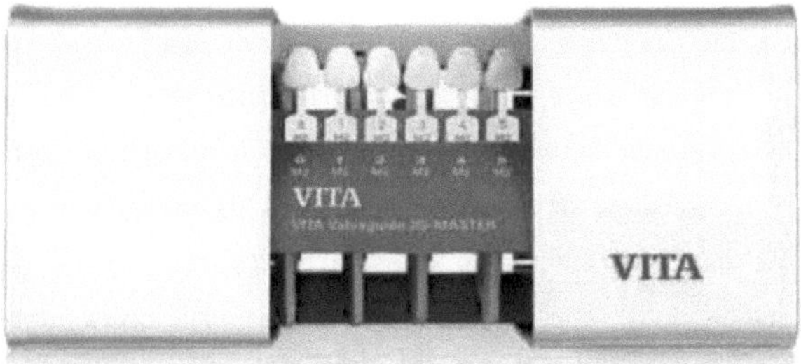

Fig73: Mestre Vita valueguide 3d

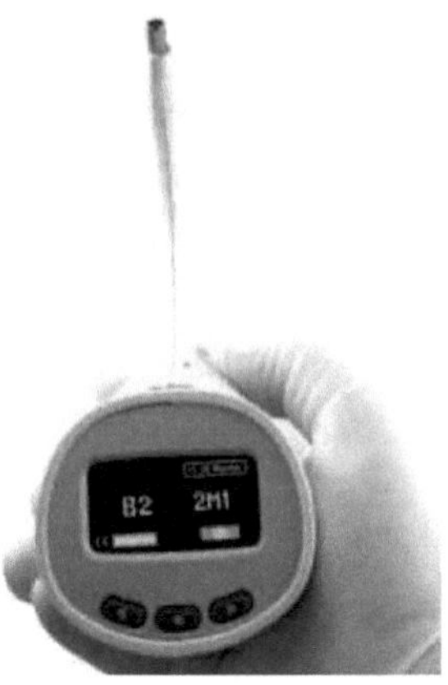

Fig. 74: Guia de sombra computadorizada

4. Relação do dente com os objectos e superfícies circundantes[38]

A cor do dente percepcionada por um observador é influenciada por outras estruturas coloridas que rodeiam o dente, tais como os dentes adjacentes, a gengiva, os lábios, a pele do rosto, o vestuário do doente e as paredes do bloco operatório.

Os dentes anteriores geralmente têm cores ligeiramente diferentes de acordo com sua posição dentro do arco, por exemplo, os incisivos centrais superiores são os dentes mais claros, enquanto os caninos são relativamente mais vermelhos, mais amarelos e mais saturados de cor. Da mesma forma, os dentes anteriores do maxilar são ligeiramente mais amarelos em comparação com os dentes anteriores da mandíbula. Estas pequenas diferenças na cor dos dentes adjacentes podem tornar a seleção e finalização da cor dos dentes um procedimento de teste, mesmo para os profissionais experientes.

As gengivas e os lábios constituem os tecidos moles imediatamente adjacentes aos dentes e podem influenciar a cor aparente através do fenómeno do contraste. A cor dos lábios pode ser alterada através do uso de batom. A presença de batom de cor escura cria a ilusão de dentes mais brancos, pelo que é sempre recomendável pedir aos pacientes para removerem o batom antes da seleção da cor dos dentes. Por isso, tem sido recomendado cobrir toda a roupa de cores vivas antes da seleção de cores, enquanto as paredes do consultório devem ser pintadas de uma cor neutra (cinzento-azul claro).

Ask patient to remove lipstick
Place a light blue/grey/white bib over the patient's clothing
Select shades at the start of the appointment and before prepping the tooth
Select shades after removal of any significant extrinsic stain on the adjacent dentition
Place the shade guide tab at arm's length from your eyes
Place the shade guide tab alongside the patient's surrounding dentition
Look for only a few seconds at a time to avoid eye fatigue that would influence shade selection
Use the shade guide recommended by the composite manufacturer
Use the shade guide in a systematic manner to select hue, chroma and value
Consider the light source – natural daylight is best
Use more than one source of light
Ensure that the shade taker has been tested for color blindness and has no such abnormality

Quadro 9: Sugestões para a seleção da sombra[45]

CAPÍTULO 5. REMODELAÇÃO DO SORRISO: PLANEAMENTO DO TRATAMENTO

É um equívoco comum entre alguns profissionais de medicina dentária que os resultados estéticos resultem apenas de um conjunto de regras bem definidas. Embora seja necessário compreender e seguir os princípios e parâmetros fundamentais do que constitui um sorriso estético, limitar os profissionais de medicina dentária a diretrizes específicas e a medições quantificadas conduziria ainda mais a resultados genéricos e estereotipados para os pacientes.[10]

Permitindo uma melhor perceção e conhecimento sobre o que é necessário para tornar a restauração artística verdadeiramente perfeita aos olhos de um observador, os conceitos e a prática da medicina dentária estética beneficiam de opiniões divergentes e, por conseguinte, estão em constante estado de evolução.

Um modelo moderno de tratamento para uma remodelação do sorriso envolve três etapas:[46]

1) Uma investigação clínica etiológica abrangente, incluindo análise da dieta e identificação de factores de risco gerais/médicos e locais.

2) Planeamento e execução do tratamento, incluindo um enceramento funcional e estético adequado que define a nova linha do sorriso e a anatomia dos dentes, transferidos depois para a boca com uma combinação de restaurações adesivas diretas e indirectas.

3) Um programa de manutenção, por exemplo, higiene dentária, utilização de protectores noturnos e eventual reparação ou substituição de restaurações a médio ou longo prazo.

Considerações sobre a remodelação do sorriso[47]

Uma remodelação do sorriso tem em consideração a sua aparência facial, o tom de pele, a cor do cabelo, os dentes (cor, largura, comprimento, forma e exposição dos dentes), o tecido gengival e os lábios para desenvolver o seu sorriso ideal. As remodelações do sorriso são efectuadas por muitas razões e personalizadas de acordo com as suas considerações únicas.

Os aspectos do sorriso que um dentista cosmético analisa e pode efetuar uma remodelação do sorriso incluem os seguintes:

Cor do dente: As obturações dentárias de prata ou amálgama podem ser substituídas por restaurações naturais de compósito da cor do dente, enquanto *o branqueamento/macro e* *a microabrasão dentária* podem melhorar a cor dos dentes manchados ou baços. A cor e a tonalidade dos dentes são considerações importantes durante a avaliação e preparação para vários procedimentos, incluindo *facetas de porcelana, coroas, colagem de compósito e implantes dentários.*

Alinhamento e espaçamento: Os dentes que estão tortos, sobrepostos ou que têm espaços entre eles podem ser endireitados e alinhados, quando necessário, através da ortodontia *ou melhorados com facetas.*

Dentes em falta: A falta de um ou mais dentes pode afetar negativamente a aparência do sorriso - bem como afetar a mordida e aumentar o risco de cáries dentárias, tornando a sua substituição uma parte integrante da saúde oral e da estética facial. Os dentes em falta podem ser substituídos por *implantes dentários ou coroas.*

Harmonia e equilíbrio: Os dentes irregulares, lascados e rachados podem ser colados cosmeticamente para melhorar o seu aspeto, e um sorriso gengival pode ser re-contornado para ajudar a melhorar o aspeto geral do sorriso. *As facetas ou o contorno cosmético são bons recursos nestas condições.*

Lábios, sorriso e bochechas mais cheios: Um rosto disforme ou envelhecido pode ser melhorado ou rejuvenescido com determinados procedimentos na categoria de remodelação do sorriso, incluindo ortodontia e/ou cirurgia oral maxilofacial.

Indicações do desenho do sorriso:

- Discooração moderada ou grave

- Hipoplasia generalizada do esmalte

- Grandes restaurações em série/decadência com perda da anatomia/cor bucal do dente natural

- Atrição dos bordos incisais

- Desalinhamento dos dentes

- Falta de dentes/espaço/diastema

- Dente fracturado/lascado/rachado

- Substituição de restaurações antigas descoloradas

- Dentes com desgaste excessivo e extenso.

- Dentes severamente enfraquecidos ou propensos a fracturas em resultado de tratamento endodôntico.

- Dentes com recessão tecidular pouco atractiva e espaços interdentários inestéticos

- Dentes malformados

- Microdontia/eg lateral

Com os conhecimentos, técnicas e materiais avançados, os profissionais de medicina dentária têm a capacidade de abordar o design do sorriso de várias formas.

Assim, a necessidade de desenvolver resultados de restauração reproduzíveis levou os dentistas a quantificar o processo de conceção do sorriso com regras, fórmulas e medições, o que pode, na verdade, inibir as suas percepções estéticas e a sua capacidade de identificar e fornecer as nuances individuais que criam a beleza natural.[10]

<u>Modalidades de tratamento na reabilitação do sorriso;</u>

Gestão da cor:

- Micro/macroabrasão

- Branqueamento

- Facetas: Porcelana e compósitos

- Componentes

- Lumineers

- Cr possui

Tratamento de dentes malformados (fracturas/rachaduras)

- Restaurações em compósito

- Coroas

- Facetas

- Lumineers

- Componentes

Tratamento de espaços dentários ou dentes em falta:

- Tratamento ortodôntico

- Coroas

- Facetas

Gestão da textura:

- Microabrasão

- Macroabrasão

- Contorno cosmético

- Facetas: facetas parciais/completas

Gestão do desalinhamento

- Tratamento ortodôntico

- Contorno cosmético

- Coroas

- Facetas

Compreender as expectativas do paciente é fundamental para que os clínicos desenvolvam um plano de tratamento que seja não só bom para o tecido dentário, mas também esteticamente agradável. Muitas vezes, os doentes podem não ser capazes de identificar as suas necessidades em algo mais do que frases curtas que refiram as suas principais queixas. Os médicos devem então decidir se as expectativas podem ser satisfeitas. Se essas expectativas não puderem ser satisfeitas, o caso provavelmente fracassará[33].

Assim, o objetivo do clínico deve ser uma abordagem unida ao tratamento conservador e à satisfação do paciente, de modo a proporcionar um sorriso agradável e um paciente satisfeito.

CAPÍTULO 6. BRANQUEAMENTO

A descoloração dos dentes cria uma vasta gama de problemas estéticos e a profissão dentária e o público despendem quantidades consideráveis de tempo e dinheiro na tentativa de melhorar o aspeto dos dentes descoloridos. Os métodos disponíveis para tratar os dentes descolorados vão desde:

- Remoção de manchas superficiais

- Branqueamento

- Técnicas operatórias para camuflar a descoloração subjacente, tais como facetas e coroas.[48]

O branqueamento é o procedimento de clareamento da cor dos dentes através da aplicação de um agente químico que oxida a pigmentação orgânica do dente.

ETIOLOGIA DA DESCOLORAÇÃO:

As causas da descoloração dos dentes são variadas e complexas, mas são geralmente classificadas como sendo de natureza intrínseca ou extrínseca. As descolorações externas resultam do consumo de certos alimentos, bebidas ou produtos de tabaco (ou similares), bem como de uma higiene oral inadequada ou de certos produtos de higiene oral. Além disso, a diminuição do esmalte dentário durante o envelhecimento também escurece o dente. Uma descoloração intrínseca é definida como aquela que tem a sua origem na câmara pulpar. Isto inclui hemorragia, necrose, calcificação e descoloração iatrogénica devido a tratamento dentário[49] **Tabela 10 e 11).**

Types of Discoloration	Colour Produced
Extrinsic (Direct stains) Tea, coffee and other foods Cigarettes/cigars Plaque/poor oral hygiene	Brown to black Yellow/brown to black Yellow/brown
Extrinsic (Indirect stains) Polyvalent metal salts and cationic antiseptics e.g. Chlorhexidine	Black and brown
Intrinsic **(Metabolic causes)** e.g. Congenital erythropoietic porphyria **(Inherited causes)** e.g. Amelo/Dentinogenesis **(Iatrogenic causes)** Tetracycline Fluorosis **(Traumatic causes)** Enamel hypoplasia Pulpal haemorrhage products Root resorption **(Ageing causes)**	Purple/brown Brown or black Banding appearance: classically yellow, brown, blue, black or grey White, yellow, grey or black Brown Grey black Pink spot Yellow
Internalized Caries Restorations	Orange to brown Brown, grey, black

Quadro 10: Etiologia da descoloração

Pre-eruptive causes	Post-eruptive causes
– Medications (Tetracycline) – Metabolism (Fluorosis) – Genetics (hyperbilirubinaemia, Amelogenesis imperfecta, cystic fibrosis of the pancreas) – Dental trauma	– Pulpal necrosis – Intrapulpal hemorrhage – Residual pulp tissue after endodontic treatment – Endodontic materials (medications/irrigants, root canal sealer) – Filling materials – Root resorption – Aging process

Quadro 11: Etiologia da descoloração intrínseca

AGENTES BRANQUEADORES

O peróxido de hidrogénio é uma idade de branqueamento eficaz nt(10-50%). **Attin et al (2003)** [49,59] afirmaram que concentrações elevadas (>30%) só devem ser utilizadas com precaução, para evitar o aumento do risco de reabsorção radicular.

O perborato de sódio apresenta-se sob a forma de mono-, tri- ou tetra-hidrato. Ao adicionar água, liberta-se peróxido de hidrogénio. O efeito de branqueamento não é enfraquecido se o perborato de sódio for misturado com água em vez de peróxido de hidrogénio.

81

Percarbonato de sódio: Este agente foi durante muito tempo ignorado, uma vez que a sua estabilidade durante o armazenamento era muito fraca. Graças a um processo de revestimento, este produto armazena-se agora bem e é um agente de branqueamento comercializável.[49]

O peróxido de carbamida(!Q-35%) é um composto orgânico que contém peróxido de hidrogénio e ureia., **Lim et** al(2004)[4,2]concluíram que o peróxido de carbamida apresenta uma capacidade de branqueamento igual à do peróxido de hidrogénio. Os produtos que contêm 10% de peróxido de carbamida libertam 3,5% de hidrogénio.[49]

MECANISMO DE BRANQUEAMENTO:

O mecanismo de branqueamento por agentes oxidantes não é completamente compreendido. A técnica funciona clareando o esmalte para dar a aparência de brancura.[52] A descoloração surge devido à formação de produtos cromogénicos quimicamente estáveis. Os pigmentos são constituídos por moléculas orgânicas de cadeia longa. No branqueamento, estes compostos são oxidados: são divididos em moléculas mais pequenas, geralmente mais leves. Durante o branqueamento, as moléculas orgânicas de cadeia longa são transformadas em carbono e água, e - juntamente com o oxigénio nascente - são libertadas.[49]

O peróxido de hidrogénio forma uma associação frouxa com a ureia para produzir peróxido de ureia (peróxido de carbamida) que é facilmente decomposto na presença de água para libertar radicais livres que penetram através dos poros do esmalte e na dentina para produzir o efeito de branqueamento. A decomposição do peróxido de hidrogénio em radicais livres que penetram através do dente ocorre através de foto-dissociação, dissociação aniónica ou uma combinação dos dois o uma vez iniciado o processo.[48] **Fig. 75)**

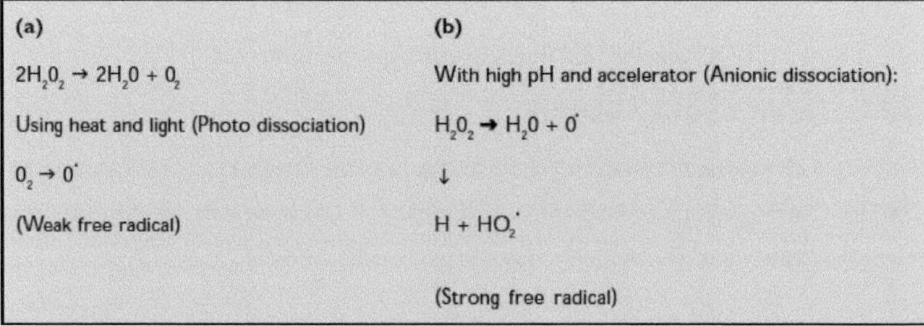

Fig. 75: Decomposição do peróxido de hidrogénio: a) foto-dissociação e b) dissociação aniónica

TIPOS DE BRANQUEAMENTO:

1. BRANQUEAMENTO VITAL

a. Técnica de branqueamento

b. Técnica de branqueamento caseiro

c. Técnica de sala de espera

d. Branqueamento por compressão

e. Técnica ultra-sónica

2. BRANQUEAMENTO NÃO VITAL

a. Lixívia ambulante

b. Branqueamento interior/exterior

1. BRANQUEAMENTO VITAL:

Indicações de branqueamento vital[53]

1. Manchas de desenvolvimento ou adquiridas

2. Manchas no esmalte e na dentina

3. Para remover manchas castanhas amarelas

4. Sorrisos amarelados pela idade

5. Mudança de cor do branco da forbleanding s

6. Manchas de tetraciclina ligeiras a moderadas

Contra-indicações do branqueamento vital[53]

1. Perda severa de dentina

2. Compósitos descolorados

3. Presença de cáries

4. Formação defeituosa do esmalte

A) TÉCNICA DE BRANQUEAMENTO:[54]

• A avaliação da cor é efectuada no dia do branqueamento, com os dentes secos e molhados, seguida de fotografias com o separador de cor *in situ*.

• As manchas exteriores são removidas com uma pasta de pedra-pomes/água e uma escova de cerdas ou bicarbonato de sódio com unidades de airabrasão.

- Isolamento: Existem muitas formas de isolamento que podem ser utilizadas, dependendo do tipo de procedimento de branqueamento elétrico utilizado ou da preferência particular do dentista. O dique de borracha é um bom método de isolamento usado em combinação com massa de calafetagem por baixo na área gengival. Os dentes devem também ser ligados com fio dentário encerado para evitar a infiltração da solução de peróxido de hidrogénio efervescente na gengiva subjacente. É essencial que a barreira gengival, se colocada, cubra uma grande área da mucosa gengival e interdental, de modo a evitar a fuga do agente branqueador para estas áreas **(Fig. 76)**.

- Retração dos tecidos moles: são colocados retractores nas bochechas e nos lábios para afastar estes tecidos dos dentes e do gel branqueador. A proteção adicional dos tecidos é assegurada por gaze e rolos de algodão colocados no interior dos lábios e das bochechas para os manter afastados do gel. Deve ser utilizada vaselina nos lábios para reduzir a fissuração dos mesmos e para evitar que sequem. Deve ser colocado um ejetor de saliva de baixo volume na parte de trás da boca do doente e a cadeira dentária deve ser ajustada de modo a permitir que o doente engula confortavelmente qualquer saliva que não seja removida.

- Ciclo de branqueamento: os produtos de branqueamento elétrico são normalmente refrigerados e devem, por conseguinte, ser deixados à temperatura ambiente durante, pelo menos, uma hora antes do procedimento ou ser activados colocando a seringa sob água quente durante alguns minutos. É obrigatória uma nova mistura de gel, uma vez que estes produtos têm um tempo de reação muito curto, antes do qual os radicais livres se esgotam; qualquer gel remanescente deve ser eliminado após a utilização. A consistência de algumas preparações pode ser alterada variando o conteúdo líquido de peróxido de hidrogénio, mas geralmente a mistura deve ser cremosa e ligeiramente espalhável, semelhante à do gel de ataque ácido, para que possa ser facilmente aplicada com um pincel ou uma espátula de plástico.

- Uma camada de 2-3 mm de gel recentemente misturado deve ser aplicada em todas as superfícies vestibulares dos dentes na zona do sorriso para cobrir os bordos incisais e estender-se ligeiramente para lingual ou palatalmente **(Fig. 77)**. Isto só deve ser feito na ausência de dentina exposta causada pelo desgaste incisal. A zona do sorriso varia de paciente para paciente, mas geralmente vai do primeiro ou segundo pré-molar até o seu homólogo contralateral.

- A ativação com ou sem uma fonte de luz depende do sistema de branqueamento utilizado.

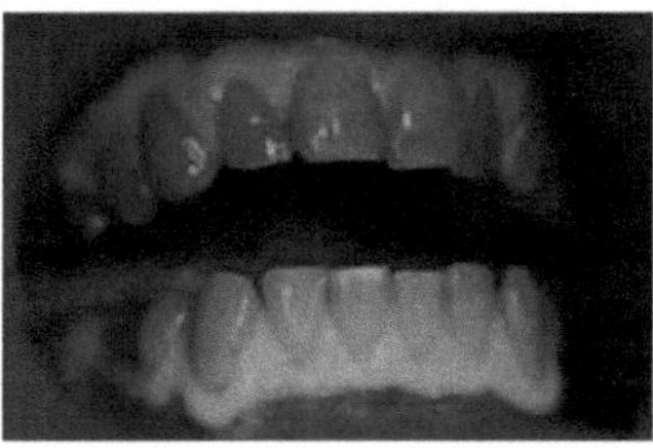

Fig 76: Isolamento dos dentes, gengivas e tecidos moles: barreira gengival pintada que se estende da margem do dente através das gengivas até aos espaços interdentários e à mucosa. O afastador de bochecha e língua mantém os tecidos moles longe do gel branqueador.

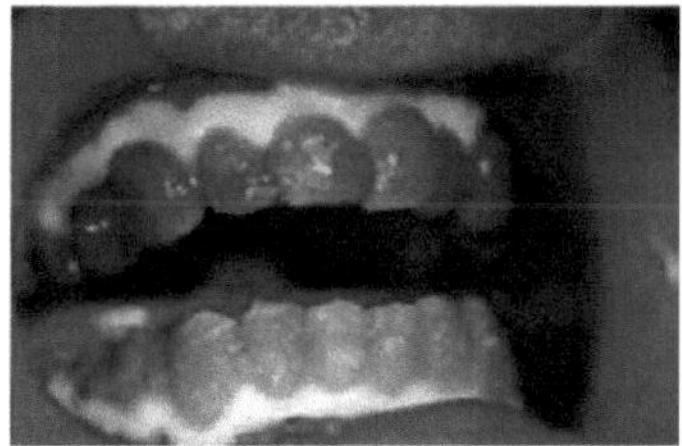

Fig. 77: Gel de branqueamento aplicado nos dentes de ambas as arcadas na zona do sorriso a uma profundidade de cerca de 2-3 mm.

• O gel é deixado no local durante um período de tempo que depende do sistema e da concentração de peróxido de hidrogénio utilizado, normalmente cerca de 10 minutos, mas pode variar entre 3 e 20 minutos de cada vez. O gel é aspirado dos dentes e limpo com uma gaze húmida antes de ser ligeiramente seco.

• Uma nova mistura de gel fresco é agora aplicada nos dentes, activada como antes e deixada no local durante o mesmo período de tempo. Após a remoção do gel por sucção, os dentes são lavados com grandes quantidades de água antes de uma secagem ligeira. O procedimento de aplicação e ativação é repetido mais uma vez antes da lavagem e secagem final dos dentes. Assim, o agente branqueador entra em contacto com os dentes durante três ciclos de 10 minutos, frequentemente designados por passagens. Assim, os procedimentos de branqueamento com energia envolvem normalmente três passagens de 10 minutos, mas alguns sistemas utilizam três ou quatro passagens de 20 minutos com concentrações mais baixas de peróxido de hidrogénio, enquanto outros utilizam passagens de 3 minutos repetidas cinco vezes, sendo o tempo total de branqueamento de 15 minutos.

• O polimento com uma pasta de polimento de diamante dá um aspeto de alto brilho aos dentes e melhora ainda mais a aparência dos dentes.

• A aplicação de um gel de flúor neutro e incolor pode ajudar nos casos em que se tenha registado sensibilidade durante o procedimento.

• A avaliação da cor final e as fotografias pós-operatórias devem ser tiradas com os separadores de cor inicial e final *in situ*.

• Os doentes devem receber instruções pós-operatórias. Estas incluem:

- A utilização de um gel de flúor ou de uma pasta dentífrica com nitrato de potássio em casos de sensibilidade térmica.

- Conselhos dietéticos para evitar bebidas ácidas, fruta, chá, café e fumar durante 48 horas, pois pensa-se que os radicais livres oxidantes ainda estão activos nos dentes durante mais 48 horas após o branqueamento.

- A regressão de cor de cerca de meia unidade de cor tende a ocorrer cerca de uma semana a dez dias após o branqueamento. Os pacientes devem ser informados deste facto para evitar desilusões.[54]

LUZES DE CURA

São utilizados vários tipos de luzes de polimerização para ativar o gel de branqueamento ou acelerar o efeito de branqueamento. **(Fig. 78)**

Inicialmente, eram utilizadas lâmpadas de polimerização convencionais, mas a estas rapidamente se juntaram os lasers e as lâmpadas de arco de plasma.

■ Luzes de cura de halogéneo

■ Lâmpada de arco de plasma

■ Tecnologia de halogéneo Xe

■ Lâmpadas de halogeneto de metal

■ Lasers

LASERS

LASER DE DIODO: Tanto o laser de diodo de 830 nm como o de 980 nm de comprimento de onda podem ser utilizados para o branqueamento dentário em combinação com um gel de peróxido de hidrogénio a 35-50%. O gel é produzido através da mistura do líquido de peróxido de hidrogénio com um pó que contém principalmente sílica pirogénica e um corante azul. O corante azul absorve o comprimento de onda do laser e aquece para provocar a decomposição controlada do peróxido de hidrogénio em radicais livres peridroxilo oxidantes. O sistema também se baseia na aplicação de 2-3 mm de gel nos dentes na zona do sorriso e três passagens de 10 minutos com ativação utilizando 1-2 W de energia laser durante 30 seg por dente.[54]

B) TÉCNICA DE BRANQUEAMENTO CASEIRO

Este tipo de branqueamento é também conhecido como NIGHT GUARD ou MATRIX BLEACHING. Trata-se de um branqueamento efectuado pelo próprio paciente em casa. O branqueamento caseiro implica a utilização de moldeiras feitas à medida.

PROPRIEDADES DE UM TABULEIRO DE BRANQUEAMENTO IDEAL[53]

* Deve ser suficientemente resistente para evitar que o doente o danifique durante a utilização.

* Não deve deformar-se durante o uso.

* Deve ser constituído por material bio-inerte.

* Não deve causar irritação gengival, da mucosa, da língua ou dos dentes.

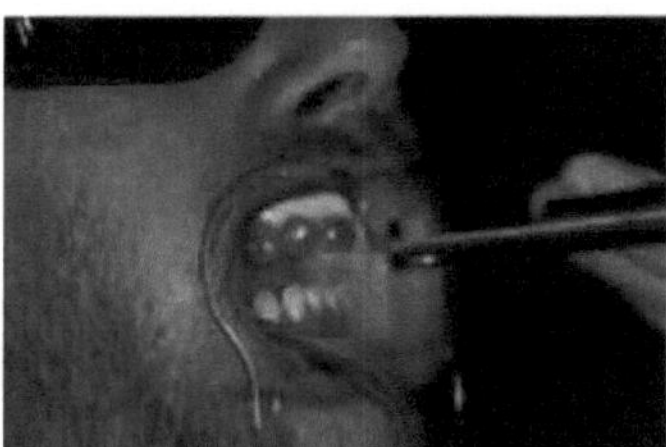

Fig78: Luz de cura que ativa o gel de branqueamento

* Não deve tocar demasiado nas papilas

* Deve ser suficientemente fino para ser bem tolerado na boca.

* Deve ser liso e bem polido para que não haja arestas s.

* Deve servir confortavelmente e não ficar demasiado apertado em alguns sítios.

* Não deve estender-se para sulcos profundos.

* Deve ter uma boa retenção.

* Deve ser fácil de limpar e enxaguar.

* Não deve deformar-se durante o armazenamento.

CARACTERÍSTICAS DE CONCEPÇÃO DO TABULEIRO[53]

- Tabuleiros superiores e inferiores com vestíbulo completo

- Tabuleiros com reservatórios

- Tabuleiros sem reservatórios

- Tabuleiros com revestimento de espuma

- Tabuleiros com ou sem janelas

- Tabuleiros com recortes anatómicos ou recortes recortados

- Não recortados: tabuleiros de linhas rectas

- Tabuleiros com bordos encurtados

DIFERENTES TABULEIROS E SUAS UTILIZAÇÕES:

As variações das moldeiras acima mencionadas incluem o corte dos bordos nos casos em que existe recessão gengival ou sensibilidade pré-existente, enquanto as janelas são cortadas nas moldeiras sobre os dentes que não necessitam de branqueamento.

Uma outra alternativa aos tabuleiros de plástico normais são os tabuleiros com suporte de espuma anteriormente utilizados no tratamento de fluidos, que podem ser utilizados numa conceção de borda direita sem necessidade de reservatórios.

O outro tipo de moldeiras plásticas são as moldeiras com reservatório. A função do reservatório é permitir que uma maior espessura de material branqueador entre em contacto com a superfície vestibular dos dentes a branquear **(Fig. 79).**

Não existem diferenças na taxa de branqueamento com ou sem reservatórios, mas os reservatórios podem ser utilizados para auxiliar a colocação de materiais de branqueamento mais viscosos ou para pacientes com dentes particularmente bulbosos. O desenho da moldeira, com as bordas recortadas, deve seguir a interface dente/gengiva para que haja um contacto mínimo com os tecidos moles e uma irritação gengival.

As moldeiras de linha reta podem ser cortadas cerca de 2 mm acima dos incisivos labiais e podem ser mais fáceis de usar e menos traumáticas para o resto da boca, com uma melhor vedação do bordo.

PROCEDIMENTO:

A espessura da moldeira de branqueamento, que é normalmente de cerca de 0,9 mm, pode ser aumentada se o paciente tiver o hábito de bruxear (1,5 mm) ou tornada muito fina para aqueles que têm tendência para engasgar (0,5 mm).

O doente é chamado depois de as moldeiras serem produzidas e experimentadas na boca. Deve ser verificada a exatidão do ajuste e da retenção, com especial atenção para a extensão das moldeiras. De seguida, o paciente é submetido a uma demonstração da colocação de uma pequena quantidade de material de branqueamento. Cerca de 1-2 mm de espessura de material é usado para preencher menos de dois terços da face vestibular do espaço dentário na moldeira de branqueamento **(Fig. 80).**

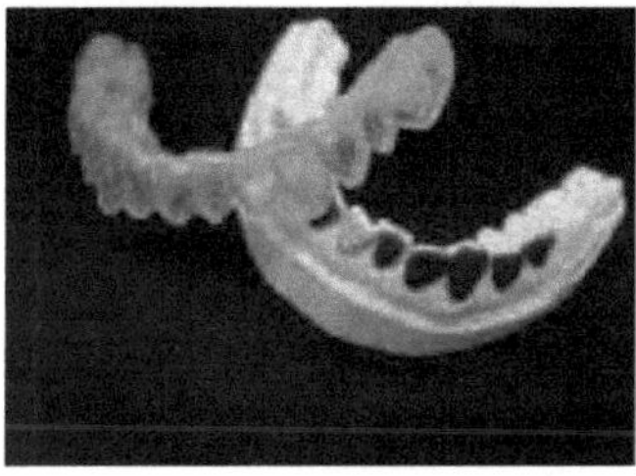

F ig79: Moldeira de branqueamento mostrando os reservatórios vestibular e vestibular produzidos pela colocação do material espaçador na face vestibular dos dentes no modelo de gesso.

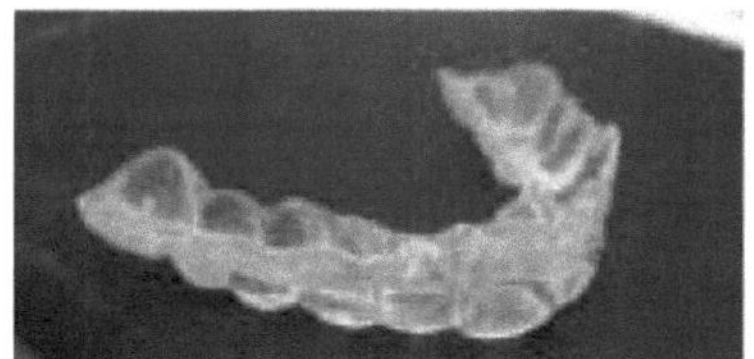

Fig 80: Moldeira de branqueamento com a quantidade adequada de material de branqueamento in situ; cobrindo dois terços da face vestibular do dente com uma espessura de cerca de 1-2 mm.

De seguida, mostra-se ao doente como inserir a moldeira na boca. Utiliza-se um espelho para mostrar ao doente, com especial atenção para a remoção do excesso de material das gengivas e tecidos moles com um rolo de algodão, escova de dentes, cotonetes ou dedo **(Fig. 81).**

Os pacientes podem praticar a colocação da moldeira e a remoção do material em excesso até ficarem satisfeitos com a técnica, antes de lhes ser pedido que lavem a boca.

Os pacientes devem ser reavaliados após 10 dias a duas semanas. A cor dos dentes deve ser reavaliada e mostrada ao paciente, juntamente com a cor inicial antes do branqueamento. Isto tende a agradar o paciente e encoraja-o a continuar com o tratamento, se for necessário mais branqueamento.[55]

C) SISTEMAS DE DUPLA ACTIVAÇÃO

É um sistema duplo que contém sistemas quimicamente activos e activados pela luz (sulfato ferroso e de manganês). O processo de branqueamento nestes sistemas é acelerado pela ação do agente quimicamente ativo ativado com a respectiva luz.[54]

D) TÉCNICA DE SALA DE ESPERA

O peróxido de carbamida a trinta e cinco por cento é ativado mantendo a seringa sob água quente corrente durante alguns minutos antes da utilização. O gel é colocado na moldeira feita à medida, que é depois colocada na boca do paciente, onde o excesso de material é removido. O paciente é então convidado a sentar-se na sala de espera durante cerca de 30 minutos a uma hora. Passado este tempo, o paciente regressa e o gel é aspirado e enxaguado dos dentes. O procedimento pode ser repetido 2 a 3 vezes numa única sessão[54].

E) BRANQUEAMENTO POR COMPRESSÃO

A técnica de branqueamento em potência pode ser tornada mais eficaz através da compressão do gel contra os dentes, com base na observação de que , aquando da decomposição do gel de branqueamento em potência, surgem pequenas bolhas no gel que indicam a libertação de iões de oxigénio e, ao contrário das técnicas de branqueamento caseiro, estes iões migram e uma pequena parte penetra no esmalte. Para permitir a permeação dos iões oxidantes através do esmalte, o oxigénio nascente deve ser conduzido sob pressão.[54]

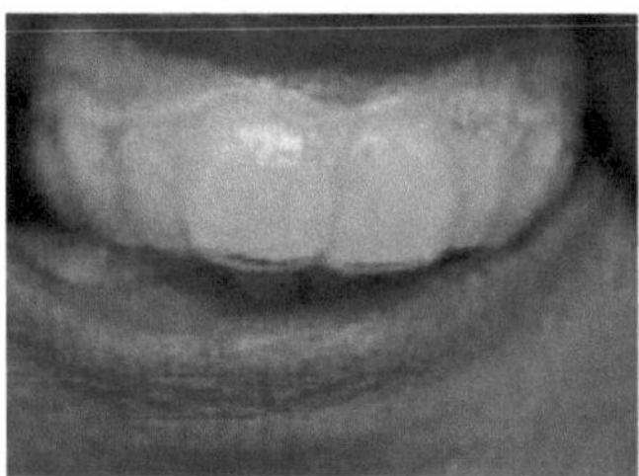

Fig81: Moldeira de branqueamento na boca do paciente antes da remoção do excesso de material de branqueamento.

F) TECNOLOGIA ULTRA-SÓNICA

Utiliza tecnologia ultra-sónica com um gel de peróxido de hidrogénio a 6-7,5% em moldeiras superiores e inferiores. O procedimento envolve apenas cerca de dois ciclos de 5 minutos, mas pensa-se que a utilização da energia ultra-sónica incentiva indiretamente a produção de mais radicais livres de oxigénio que penetram no dente para produzir o efeito de branqueamento.[54]

2. BRANQUEAMENTO NÃO VITAL

Indicações para o branqueamento não vital[53]

1. Descolorações da câmara pulpar

2. Descolorações da dentina

3. Descolorações não passíveis de branqueamento extracoronal

Contra-indicações para o branqueamento não vital[53]

1. Descolorações superficiais do esmalte

2. Formação defeituosa do esmalte

3. Perda severa de dentina

4. Presença de cáries

5. Compósitos descolorados

Atualmente, são utilizadas várias técnicas de branqueamento não vitais. Estas incluem:

- **Lixívia ambulante**

- **Branqueamento interior/exterior**

TÉCNICA DE LIXÍVIA AMBULANTE

Esta técnica de branqueamento foi descrita pela primeira vez por Spasser em 1961, envolvendo a colocação de uma mistura de perborato de sódio e água na câmara pulpar que era selada entre as visitas do paciente ao clínico. Mais tarde, a técnica foi modificada, misturando perborato de sódio com peróxido de hidrogénio e inserindo-o na cavidade de acesso **(Nutting & Poe 1967).**[48]

Na técnica do walking bleach, é efectuada uma avaliação da cor e é tirada uma fotografia com a escala de cor *in situ.* O dente é isolado usando um dique de borracha com massa de calafetagem colocada por baixo. Utilizam-se ligaduras e cunhas para proporcionar um bom selamento cervical à volta do dente e evitar fugas sob o dique. Para evitar mais descoloração, a restauração antiga é removida e a cavidade de acesso endodôntico é modificada para garantir que todos os restos de polpa sejam removidos. **(Fig. 82)** Toda a dentina é exposta e quaisquer restos de restaurações ou manchas superficiais podem ser removidos com o uso de abrasão a ar, se disponível.[55]

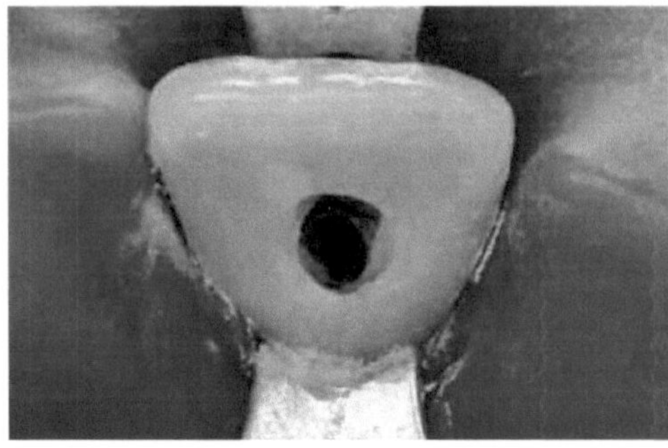

Fig. 82: A cavidade de acesso é mantida tão pequena quanto possível.

O GP coronal deve ser removido usando uma broca glidden ou um modelador de orifício de perfil até abaixo do nível da junção cimento-esmalte em cerca de 2-3mm medidos usando uma sonda periodontal[8](Fig. **83).**

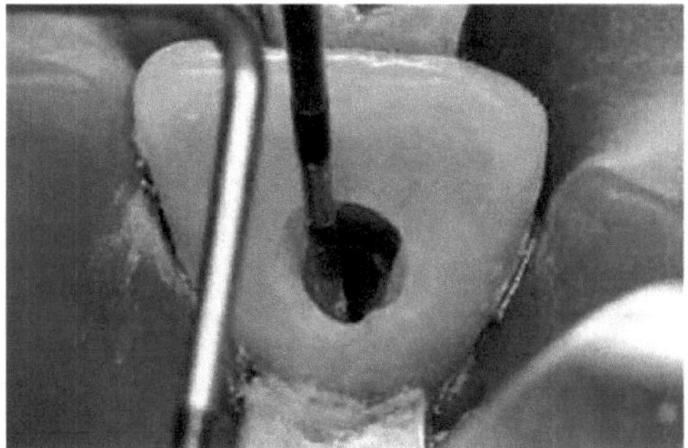

Fig. 83: O material de obturação radicular é encurtado 2-3 mm subgengivalmente. A profundidade da cavidade de acesso é verificada com uma sonda periodontal.

É colocada uma base impermeável sobre o material de obturação do canal radicular (RMGIC). A cavidade pulpar deve estar livre de material de obturação do canal radicular. A pasta de branqueamento é preparada com perborato de sódio com água/soro fisiológico ou mesmo solução anestésica local até obter uma consistência semi-espessa. O excesso de pasta é removido e uma restauração provisória (óxido de zinco eugeno l ou ionómero de vidro) é colocada sobre a pasta para garantir uma boa vedação. O isolamento do dique de borracha é removido e o paciente é chamado de novo ao fim de 2 semanas. O tratamento é repetido até se obter o efeito desejado [55].

INSfDE/OUTSfDE DESEMBARAÇAMENTO

Esta técnica é uma combinação do branqueamento interno de dentes não vitais com a técnica de branqueamento caseiro.[55]

Como o nome indica, a ideia é aplicar o agente branqueador tanto na superfície externa como na interna do dente, mantendo a cavidade de acesso aberta durante todo o processo de tratamento. Uma

A vantagem desta técnica é que uma baixa concentração de gel branqueador é suficiente para obter o efeito desejado. Em primeiro lugar, é efectuada uma tala de vácuo com reservatórios orais e vestibulares

ao dente a ser branqueado. Nos dentes diretamente adjacentes, o modelo é ligeiramente desbastado para que a tala de branqueamento se adapte bem a estes dentes e evite que

exposição acidental ao gel branqueador. A precisão do ajuste da tala é verificada no paciente. A cavidade de acesso é efectuada como na técnica de branqueamento de marcha.

O doente é instruído sobre a utilização da tala. Com uma seringa, a cavidade de acesso e o local correspondente da tala extraída a vácuo são preenchidos com peróxido de carbamida a 10%.

A tala é colocada e o excesso de agente branqueador é removido com a ponta do dedo ou com um cotonete. A tala é usada durante a noite - também para proteger o dente aberto. A pós um período de branqueamento, o paciente deve limpar a cavidade de acesso. Recomenda-se uma chamada de atenção a cada dois ou três dias para monitorizar a mudança de cor. Quando a cor desejada for atingida, a cavidade de acesso é limpa e depois fechada com um material de restauração provisório (cimento de ionómero de vidro ou cimento de policarboxilato). Uma semana depois, a restauração definitiva pode ser colocada.[49]

EFEITOS DO BRANQUEAMENTO

EFEITO DO BRANQUEAMENTO NAS PROPRIEDADES FÍSICAS DO DENTE

Estudos de microscopia eletrónica de varrimento do esmalte branqueado com peróxido de carbamida mostram pouca ou nenhuma alteração na morfologia, enquanto outros trabalhos mostram áreas de erosões superficiais[56] ou alterações mais substanciais na estrutura do esmalte[57]. A dureza da superfície e a resistência ao desgaste também foram investigadas, com iguais discordâncias quanto ao efeito global do branqueamento. Os resultados variam desde a ausência de efeito no desgaste dentário até à diminuição significativa da dureza e da resistência à fratura do esmalte[48].

EFEITO DA LIGAÇÃO DENTINA/ESMALTE

As ligações ao esmalte/dentina podem ser alteradas após o branqueamento devido à presença de peróxido de hidrogénio. Os tags de resina no esmalte branqueado são menos numerosos, menos definidos e mais curtos do que no esmalte não branqueado. O oxigénio residual na superfície do dente também inibe a polimerização da resina composta e perturba a superfície. No entanto, a força de ligação melhora se o procedimento for adiado por 2 semanas após o branqueamento.[48]

EFEITO SOBRE OS TECIDOS DENTÁRIOS E A MUCOSA ORAL

Foram relatados os efeitos branqueadores do peróxido de hidrogénio, se utilizado de forma imprudente nos dentes e na mucosa oral, resultando em efeitos indesejáveis, tais como hipersensibilidade e irritação gengival.[52]

Outros efeitos adversos na gengiva e na mucosa oral são:[53]

GINGI VA:

- Descamação dos tecidos

- Irritação gengival ligeira

- Alteração da textura gengival

- Dor gengival

MUCOSA ORAL:

- Dor de garganta

- Ardor no palato

- Sabor desagradável

EFEITOS NA PASTA

A penetração da polpa durante o branqueamento varia significativamente entre os produtos comerciais de branqueamento com peróxido de carbamida a 10%, o que pode resultar em diferentes níveis de sensibilidade dentária ou de eficácia do branqueamento.

Robertson e Melfi (1980)[53,58] num estudo concluíram que uma solução de peróxido de hidrogénio a 3% é capaz de causar uma redução transitória da circulação sanguínea pulpar e oclusão dos vasos sanguíneos.

Heymann et al (1998)[53,51] num estudo concluíram que, nos métodos de branqueamento caseiro, o efeito secundário mais comum sentido pelos pacientes é uma sensibilidade transitória e ligeira à temperatura durante a primeira hora após o tratamento.

EFEITOS NO CEMENTO

Cvek e Lindvall(1985)[49,53,60]relataram reabsorção cervical e reabsorção radicular em dentes branqueados pela técnica de branqueamento interno usando peróxido de hidrogénio a 35%. É vantajoso cobrir o material de preenchimento do canal radicular com uma base para evitar a reabsorção radicular.

A importância do selamento cervical tem sido amplamente documentada. Por exemplo, de acordo com **DietschiD(2008)**[49,61]**não** foram observadas reabsorções radiculares durante um período de 20 anos numa prática em que se utilizou peróxido de hidrogénio a 30% com um selamento cervical correto.

Attin et al(2003)[49,59] não aquecer o agente branqueador na cavidade de acesso, renunciando assim à sua ativação termocatalítica, porque o calor pode danificar o tecido periodontal e levar a um aumento da reabsorção na superfície radicular.

CAPÍTULO 7. MICRO E MACROABRASÃO

A estética é uma das principais preocupações dos pacientes jovens e representa um desafio para o dentista. Um sorriso bonito contribui muito para a estética. Muitos sorrisos atraentes são prejudicados por algumas descolorações ou manchas, quer num dente individual quer em todos os dentes.[62]

Microabrasão e Macroabrasão

Estas representam alternativas conservadoras para a redução ou eliminação de descolorações superficiais. Estas técnicas resultam na remoção física da estrutura dentária e são indicadas apenas para manchas ou defeitos de esmalte que não ultrapassem alguns décimos de milímetro de profundidade.[63]

Indicações [64]

- Manchas ou defeitos limitados apenas ao esmalte

- Fluorose dentária

- Manchas brancas mineralizadas

- Correção das irregularidades da superfície

Hipoplasia localizada do esmalte

Polimento do esmalte e remoção auxiliar de resíduos de resina composta após terapia ortodôntica

Contra-indicações[65]

- Manchas internas mais profundas nos dentes

- Amarelecimento/descoloração generalizada

- Forma mosqueada da fluorose

- Manchas de tetraciclina

Materiais disponíveis no mercado para micro/macroabrasão: **(Quadro 12)**

Material	Ácido	Abrasivo	Tamanho das partículas (mm)
Composto Prema	Ácido clorídrico a 10%	Carboneto/dióxido de silício	30-60

| Opalustre | 6,6% de ácido clorídrico | Carboneto de silício | 20-160 |
| Pedra-pomes | - | Pedra-pomes | 30-50 |

Tabela 12: Materiais de abrasão micro/macro

Loguercio et al (2007) [66] realizaram um estudo para comparar dois produtos disponíveis comercialmente para microabrasão para remoção de manchas de fluorose, e descobriram que o tratamento com Opalustre foi mais eficaz do que o Prema Compound. Este efeito foi possivelmente devido ao maior tamanho dos grânulos de sílica no Opalustre. No entanto, ambos os produtos foram eficazes e os pacientes ficaram muito satisfeitos com os resultados.

Sheoran et al(2014)[67] num estudo comparou o ácido fosfórico a 35% e o ácido clorídrico a 18% com pedra-pomes, e não encontrou diferença clínica entre eles, com compostos microabrasivos bem sucedidos no tratamento de opacidades do esmalte.

MICROABRASÃO[63]

Em 1984, McCloskey relatou o uso de um esfregaço de ácido clorídrico a 18% nos dentes para a remoção de manchas superficiais. Em 1986, Croll e Cavanaugh modificaram a técnica para incluir o uso de pedra-pomes com ácido clorídrico para formar uma pasta aplicada com uma lâmina de língua. Esta técnica é designada por microabrasão. Envolve a dissolução superficial do esmalte pelo ácido juntamente com a abrasividade da pedra-pomes para remover manchas ou defeitos superficiais. Croll modificou ainda mais a técnica, reduzindo a concentração do ácido para cerca de 11% e aumentando a abrasividade da pasta, utilizando partículas de carboneto de silicone em vez de pedra-pomes. A descoloração da superfície resultante da fluorose também pode ser removida por microabrasão se a descoloração estiver dentro do limite de profundidade de 0,2 a 0,3 mm.

Vantagens:

* Melhor controlo da remoção da estrutura dentária

* Menos sensível à técnica

Desvantagens

* A remoção de defeitos é complicada e lenta quando comparada com a macroabrasão

* A instrumentação de baixa velocidade torna o tratamento prolongado

Um fator que contribui para o sucesso da microabrasão do esmalte é a profundidade do defeito, uma vez que as manchas mais profundas e opacas, como as resultantes da hipoplasia, não podem ser resolvidas com a microabrasão e requerem uma abordagem restauradora. As alterações superficiais do esmalte que resultam da microabrasão, como a rugosidade e a microdureza, são facilmente restauradas por s aliva.[64]

Bertoldo et al (2014) [68], num estudo, relataram que a microabrasão com ácido clorídrico a 6,6% e sílica resulta na incorporação de iões de cloreto e sílica no esmalte. Estes resultados, juntamente com os resultados de estudos adicionais relativos aos efeitos de agentes artificiais e

saliva humana em esmalte microabrasado, deve encorajar os clínicos a considerar este método.

Os potenciais efeitos erosivos e abrasivos dependem de vários parâmetros, incluindo o tipo, a concentração e o pH do ácido utilizado, o meio abrasivo, o tempo de instrumentação, o modo de aplicação, a força aplicada e as rotações por minuto. A técnica de microabrasão aumenta a rugosidade da superfície do esmalte, independentemente da utilização de ácido fosfórico a 18% ou 35% ou de ácido clorídrico a 6,6% com abrasivo. Da mesma forma, a microabrasão do esmalte também está relacionada com a redução da microdureza do esmalte. No entanto, ambos os efeitos podem ser revertidos pelo procedimento de polimento ou pela exposição à saliva.

Rodrigues et al(2013)[6]'verificaram que, ao contrário do observado na microabrasão, a superfície do esmalte manteve a mesma rugosidade em todas as etapas avaliadas quando tratada mecanicamente com polidor de silicone; os autores sugeriram que as caraterísticas químicas da microabrasão do esmalte são responsáveis pelos efeitos de rugosidade. Apesar das diferenças de concentração, o ácido fosfórico e o ácido clorídrico apresentam efeito erosivo semelhante, como alterações na micromorfologia do esmalte com exposição dos espaços interprismáticos, semelhantes aos padrões de condicionamento do esmalte. Embora o sistema microabrasivo provoque alterações na superfície do esmalte, que podem ser observadas por microscopia eletrónica de varrimento, as imagens confocais demonstram que a subsuperfície não é alterada.

MACROABRASÃO[63]

É uma técnica alternativa para a remoção de manchas brancas localizadas e superficiais e outras manchas ou defeitos de superfície. Utiliza uma broca de acabamento de compósito com 12 caneluras ou um diamante de acabamento de grão fino numa peça de mão de alta velocidade para remover o defeito. Deve ter-se o cuidado de utilizar uma pressão ligeira e intermitente e de monitorizar cuidadosamente a estrutura dentária para evitar danos irreversíveis no dente. Recomenda-se a pulverização de água com ar, não só como refrigerante, mas também para manter o dente num estado hidratado. Após a remoção do defeito ou no final de qualquer outra remoção da estrutura dentária, é utilizada uma broca de acabamento de compósito com 30 caneluras para remover quaisquer facetas ou estrias criadas pelos instrumentos anteriores.

Vantagens:

• Mais rápido do que a microabrasão, com a utilização de instrumentos de alta velocidade

• Mais fácil de remover o defeito com o refrigerante de ar que mantém o dente hidratado

Desvantagens:

• Pode ser catastrófico

• Técnica sensível, exige muita cautela durante o procedimento

Técnica:[63]

Os dentes com áreas defeituosas hipoplásicas ou descoloridas localizadas são indicados para o tratamento. **(Fig. 84)**

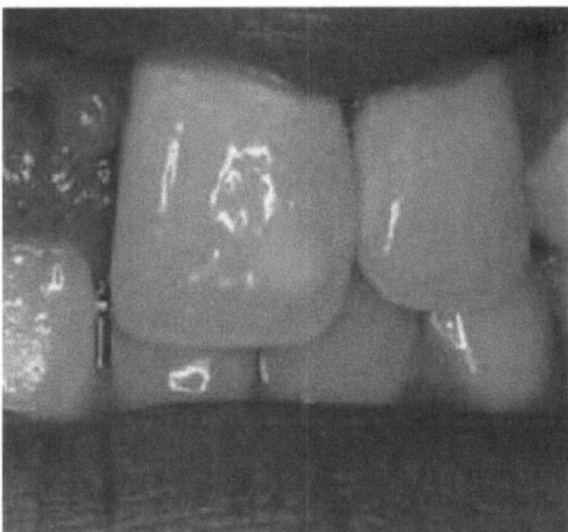

Fig. 84: Dentes com hipoplasia

É colocado um dique de borracha para isolar os dentes a tratar e para proteger os tecidos gengivais do composto ou do ácido utilizado. O doente deve usar óculos de proteção para proteger os olhos de quaisquer salpicos. A pasta de composto/ácido é aplicada no dente envolvendo as superfícies defeituosas com uma taça de borracha com bordos canelados. **(Fig. 85)**

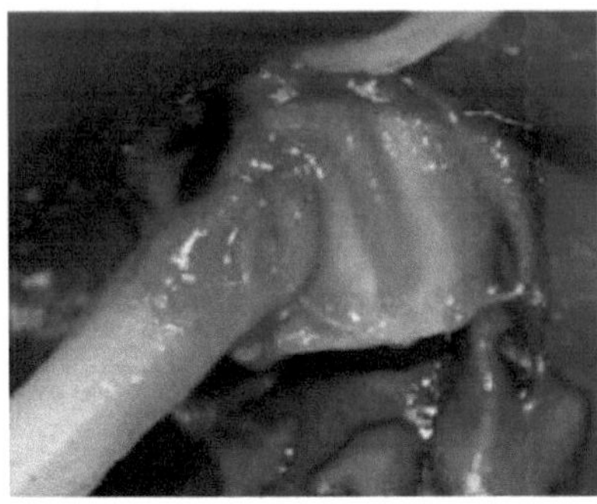

Fig. 85: Composto aplicado na superfície do dente

O composto abrasivo pode ser aplicado com a parte lateral ou com a extremidade da taça de borracha. Recomenda-se uma peça de mão de baixa velocidade para reduzir a possibilidade de remover demasiada estrutura dentária e para evitar salpicos. É utilizada uma pressão moderadamente firme na aplicação do composto.

Periodicamente, a pasta é lavada para avaliar a remoção do defeito. A superfície facial é também observada com um espelho a partir da face incisal para determinar a quantidade de estrutura dentária removida. Deve-se ter cuidado para não remover estrutura dentária em excesso.

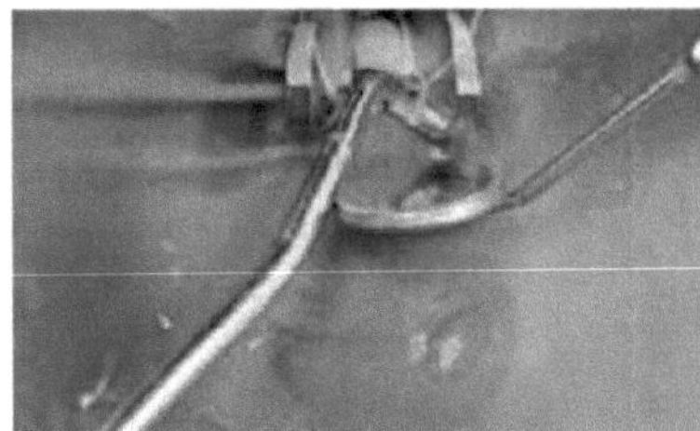

Fig. 86: Espelho utilizado para visualizar o dente a partir da face incisal

As áreas tratadas são polidas com uma pasta profiláctica contendo flúor para restaurar o brilho da superfície. Imediatamente após o tratamento, é aplicado um flúor tópico nos dentes para aumentar a remineralização. **(Fig. 87)**

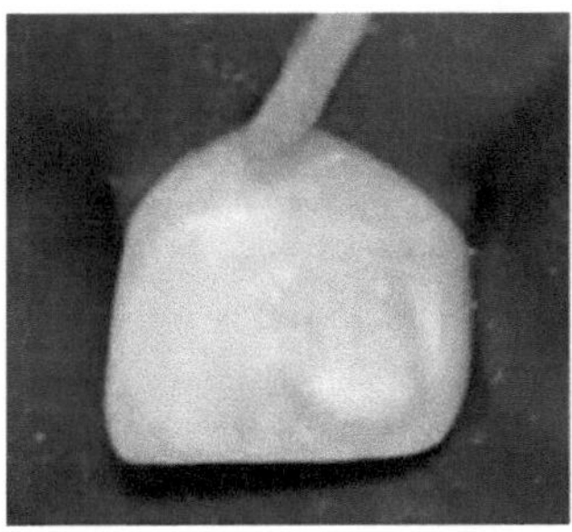

Fig. 87: Aplicação tópica de flúor

CAPÍTULO 8. CONTORNO COSMÉTICO: Uma forma fácil de criar um sorriso bonito

O contorno cosmético é a remodelação dos dentes naturais para fins estéticos, que não consiste apenas em limar e nivelar as bordas incisais, mas também em moldar as superfícies mesial, distal, labial e lingual.[1] **(Fig. 88)**

O contorno cosmético é um processo rápido e relativamente simples que envolve uma pequena remodelação de dentes lascados, fracturados ou sobrelotados. É um procedimento subtil, que envolve um desconforto mínimo, que permite a correção de pequenas falhas dos dentes h para criar um sorriso de aspeto limpo, uniforme e mais direito, simplesmente "alisando" a superfície dos dentes.[70] O processo pode normalmente ser realizado numa única visita ao consultório e terá um impacto dramático no aspeto de toda a boca de uma pessoa.

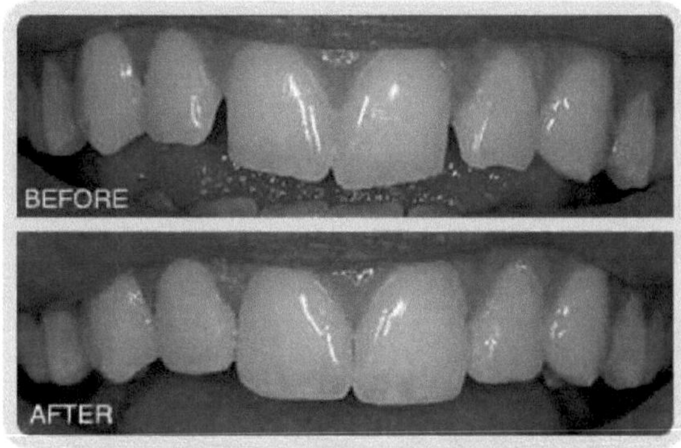

Fig. 88: Contorno cosmético

O contorno cosmético é um dos mais antigos de todos os procedimentos estéticos conhecidos pelo homem, porque desde que os humanos têm dentes, temos tido fracturas dentárias. Uma vez que a lima era um instrumento conhecido pelo homem primitivo, é fácil compreender que as arestas afiadas dos dentes fracturados seriam limadas para uma superfície mais suave e que as pessoas em algumas culturas limavam os dentes apenas para os embelezar.[71]

INDICAÇÕES

O contorno cosmético tem uma série de outras vantagens em relação a outros procedimentos estéticos mais complexos. É talvez o tratamento cosmético mais económico. É um procedimento rápido que dá resultados imediatos e duradouros, e é quase sem dor, pelo que não requer anestesia.

O contorno cosmético é indicado para os seguintes objectivos:

- **Alterações da estrutura dentária**

A utilização mais frequente do contorno cosmético é a remodelação de dentes fracturados, lascados, extrudidos ou sobrepostos para lhes dar uma aparência mais agradável.

- **Correção de anomalias do desenvolvimento**

Muitas vezes, os dentes mal formados podem ser remodelados para corrigir áreas pouco atractivas nos bordos incisais, tais como dmamelons não fundidos.

- **Substituto da Coroação**

O contorno cosmético pode muitas vezes ser um substituto para a coroa de dentes anteriores.

- **Problemas ortodônticos menores**

O contorno cosmético é um tratamento recomendado em pacientes com dentes anteriores ligeiramente apinhados que não estão suficientemente malocluídos para justificar uma intervenção ortodôntica. Estes dentes podem normalmente ser remodelados para criar uma ilusão de retidão. Os dentes extruídos em casos de Classe II podem ser remodelados para parecerem mais estéticos. O contorno cosmético pode ser utilizado após o tratamento ortodôntico para obter um resultado estético ainda melhor.

- **Remoção de manchas e outras descolorações**

A remodelação pode fazer com que a luz seja deflectida em diferentes ângulos e remover eficazmente uma mancha superficial ou tornar uma mancha mais clara em determinados casos. Se o contorno e o polimento não forem bem sucedidos, a microabrasão pode remover a mancha, ou uma colagem de resina composta pode mascarar eficazmente a mancha.

- **Problemas periodontais**

O recontorno coronal está definitivamente indicado nos casos em que forças oclusais destrutivas tenham lesado o periodonto. Se houver evidência significativa de lesão, como mobilidade dentária, migração ou perda óssea, as interferências específicas devem ser encontradas e eliminadas. Os problemas específicos habituais que podem ser tratados através do contorno incluem níveis incisais irregulares, sobreposição, rotação, supra-erupção e sobreposição horizontal insuficiente.

-    **Bruxismo**

O bruxismo faz com que os dentes anteriores se desgastem uniformemente ao longo da frente, produzindo arestas angulares afiadas, que podem ser consideradas masculinas. Nas mulheres, os dentes podem ser remodelados através do arredondamento dos cantos para dar aos incisivos laterais e centrais um aspeto mais feminino, especialmente nos casos em que as bordas incisais tenham sido obliteradas pelo desgaste.

CONTRA-INDICAÇÕES[1]

O contorno cosmético não pode alterar a posição dos dentes e a posição dos dentes pode limitar a quantidade de estrutura dentária que pode ser removida. Para além disso, a mordida do doente pode limitar a quantidade de tratamento cosmético que é possível realizar.

As contra-indicações para o contorno cosmético incluem:

-    **Dentes hipersensíveis**

Se um doente, geralmente uma criança ou adolescente, se queixa de que o dente é sensível, é melhor adiar o contorno cosmético até que o dente se torne ou possa ser tornado menos sensível. O doente deve ser encorajado a fazer tratamento ortodôntico para corrigir mesmo os apinhamentos menores, uma vez que existe a possibilidade de o dente permanecer sensível durante toda a vida.

-    **Grandes canais de polpa**

Os jovens com câmaras pulpares e canais pulpares extremamente grandes são maus candidatos para o contorno cosmético devido ao possível desconforto durante o procedimento e à sensibilidade após o mesmo.

-    **Esmalte fino**

O contorno cosmético deve ser evitado em pacientes com incisivos sobrepostos, onde a redução proximal pode criar translucidez ou expor a dentina.

-    **Pigmentos Profundamente Pigmentados**

As hipocalcificações ou manchas que necessitem de uma redução extensiva para eliminar ou clarear os dentes devem ser tratadas através de procedimentos de restauração. Caso contrário, o esmalte pode ser demasiado fino e a dentina pode tornar-se mais visível. Nesta situação, pode ser tentado um pequeno contorno cosmético e, se não for satisfatório, deve ser considerada a microabrasão, a colagem ou a faceta.

- **Interferências oclusais**

A oclusão cêntrica e as excursões laterais e protrusivas devem ser sempre verificadas antes do tratamento. Se o contorno puder criar uma desarmonia oclusal, por exemplo, eliminando uma elevação de cúspide, alterando assim as relações oclusais, o contorno cosmético é contraindicado.

- **Suscetibilidade à cárie**

Como o esmalte fica mais fino, o dente pode ficar mais suscetível a cáries. Em situações de dentes apinhados, no entanto, isto é parcialmente compensado porque os dentes agora menos apinhados são mais fáceis de limpar. Em todos os casos, o dente deve ser repolido e tratado com flúor e no pós-operatório.

- **Reacções psicológicas negativas**

O doente pode estar inconscientemente com medo de ter uma aparência melhor. O contorno cosmético irá alterar o sorriso do doente, pelo que este deve ser avisado da mudança de aparência. Ocasionalmente, o cônjuge pode ser a pessoa preocupada. Por conseguinte, mostrar ao doente e ao cônjuge, se necessário, como a sua aparência irá mudar, fazendo primeiro uma imagem por computador.

- **Restaurações anteriores de grandes dimensões**

Grandes restaurações de compósito ou outras restaurações anteriores podem limitar a quantidade de contorno que pode ser efectuada. Se for reduzido demasiado esmalte, a estrutura dentária restante pode ficar tão enfraquecida que acabará por fraturar.

- **Apinhamento Anterior Extensivo ou Desarmonia Oclusal** Embora o contorno cosmético possa normalmente ajudar a melhorar a aparência dos dentes anteriores apinhados, se houver um apinhamento severo, pode ter um resultado tão reduzido que não deve ser tentado. Nestas situações, o paciente deve ser fortemente aconselhado a submeter-se a tratamento ortodôntico corretivo.

PRINCÍPIOS DO CONTORNO COSMÉTICO[1]

1. PROPORÇÃO DOURADA

Lombardi (1973) [6] **foi** o primeiro a propor a aplicação da proporção áurea em medicina dentária, afirmando que "provou ser demasiado forte para uso dentário".

Os dentistas que efectuam contornos cosméticos devem prestar a máxima atenção à proporção áurea. A melhor forma de avaliar se um dente ou outra estrutura está ou não em conformidade com a proporção áurea é visualizar a forma da silhueta de um dente ou de uma arcada. A forma da silhueta é a forma de um dente, definida pela cor e contorno do dente, que a maioria das pessoas considera atraente ou pouco atraente.

A forma da silhueta de um dente desproporcionado pode ser alterada ajustando a localização e a curvatura do ângulo da linha mesiolabial ou distolabial, mas um ângulo da linha distolabial que seja necessário para preservar a proporção áurea não deve ser curvado.

2. DIFERENÇAS DE GÉNERO

A suposição de diferenças de género na forma dos dentes foi introduzida cedida nos anos 50 por Frush e Fisher na sua série sobre estética de próteses totais. Afirmaram que o dente feminino tem mais curvas enquanto o dente masculino é mais angular e com uma textura mais arrojada, no entanto, de acordo com Abrams, não existe qualquer base antropológica para esta afirmação.

3. OCLUSÃO

O contorno cosmético deve ser sempre efectuado tendo em conta os princípios de uma boa oclusão. Nada deve ser acrescentado ou eliminado que possa produzir desarmonias oclusais.

PLANEAMENTO DO TRATAMENTO:

- **Imagens computorizadas:** A melhor forma de mostrar ao doente como o contorno cosmético pode melhorar o seu sorriso é através de imagens de computador. Isto tem duas funções: actua como uma comunicação com o doente e, em segundo lugar, ajuda o dentista a saber exatamente quanta alteração é necessária.

- **Casos de estudo de diagnóstico:** Devem ser tiradas impressões do paciente de ambas as arcadas, de modo a duplicar os moldes do paciente. Isto servirá de guia para o dentista analisar como e onde são necessárias alterações e, assim, duplicar o tratamento no doente.

- **Marcação intra-oral:** Outro método para pré-determinar o efeito do contorno cosmético é bloquear as superfícies dentárias que serão contornadas com um marcador de álcool preto. Secar os dentes com uma seringa de ar e marcar as superfícies dentárias sobrepostas visíveis. Peça ao doente para segurar um espelho à distância de um braço para ver o efeito da nova forma da silhueta.

- **Radiografias:** As radiografias, particularmente dos dentes anteriores, devem ser examinadas para verificar a espessura do esmalte, bem como o tamanho e a forma da polpa. Esta é a melhor forma de prever a sensibilidade potencial e de dar uma indicação da quantidade de esmalte que pode ser removida com segurança.

TÉCNICAS DE CONTORNO COSMÉTICO:

Realização de ilusões[72]

Criar ilusões é um dos objectivos mais importantes da medicina dentária estética. A capacidade de fazer um dente parecer mais largo ou mais fino, mais pequeno ou maior, é uma ajuda inestimável na resolução de problemas estéticos difíceis. Quando se utilizam técnicas de restauração ou de prótese num ou mais dentes, o objetivo final deve ser duplicar as condições e a estética da dentição natural remanescente. Quando os pacientes pedem uma aparência natural, isso não significa necessariamente que pretendem uma cópia exacta do dente adjacente ou oposto como objetivo; o dentista tem frequentemente de alterar a forma do dente por ilusão para alcançar os resultados estéticos desejados.

As ilusões em medicina dentária são criadas através de três técnicas: (Fig. **89**)

- Moldar e contornar

- Disposição dos dentes

- Coloração

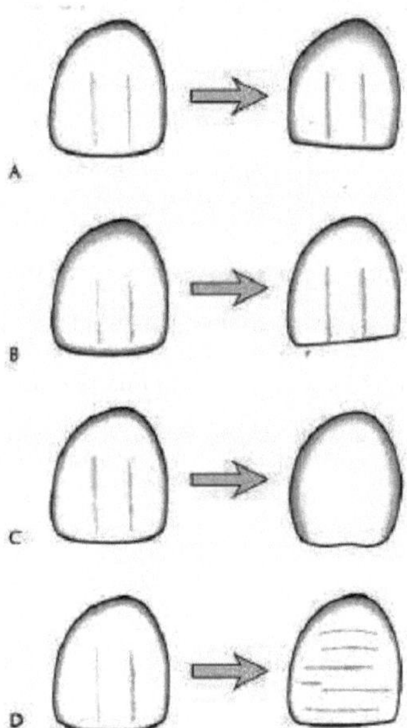

Fig 89: Ilusões. A, Tornando um dente longo mais curto. B, Tornando um dente curto

mais longo. C, Tornando um dente largo mais estreito. D, Tornando um dente estreito
mais largo.

Ângulo de correção[1]

Um incisivo inferior que se estende efectiva ou aparentemente acima do plano incisal
inferior é bastante percetível. O ângulo de visão é importante, especialmente na
moldagem de um dente inferior. Devido às posições relativas dos olhos e da boca, a
maioria das pessoas olha para baixo, para a arcada inferior. É por isso que o ângulo de
visão de um dente anterior que está em linguo-versão parece ser muito mais proeminente
do que aquele que está em labio-versão.

Redução[1]

Antes de efetuar qualquer contorno preliminar, o dentista deve estar profundamente
consciente do facto de que a remodelação da dentição natural deve estar sempre em
relação com as posições dos lábios, tanto ao falar como ao sorrir. Se isto não for feito,
pode levar a uma redução excessiva noutras áreas.

PROCEDIMENTO DE CONTORNO:[73]

O processo começa com um exame dentário para garantir que o dente que precisa de ser
ajustado está saudável e que não existem outros problemas subjacentes associados à
gengiva ou aos dentes do doente. Este exame inclui normalmente imagens do dente a ser
contornado, de modo a que o dentista possa visualizar com precisão o planeamento, a
localização do nervo e a espessura do esmalte do dente na superfície. Estas são
informações essenciais que ajudarão o dentista a compreender a quantidade de contorno
que pode ser efectuada no dente sem causar danos. A utilização de técnicas de
imagiologia computorizada para traçar o dente antes do contorno pode ajudar o dentista
a compreender exatamente o que deve ser ajustado durante o procedimento.

Normalmente, também são tiradas fotografias da boca do doente para obter um registo
das condições antes e depois. Estas podem ser úteis para o doente compreender as
alterações efectuadas durante o procedimento. **(Fig. 90)**

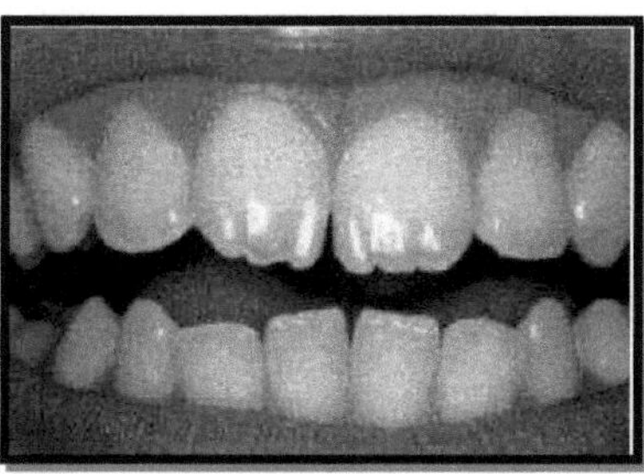

Fig. 90: O exame clínico revelou incisivos centrais superiores com esmaltes não fundidos. Os incisivos mandibulares estavam ligeiramente sobrepostos e o distolino inclinado para a frente.

Uma vez determinadas as especificidades do dente, o dentista utiliza um pequeno disco para remover suave e cuidadosamente as superfícies de esmalte envolvidas durante a remodelação. O dentista efectua pequenos ajustes nos bordos e superfícies do dente para obter finalmente a forma e o tamanho desejados **(Fig. 91).**

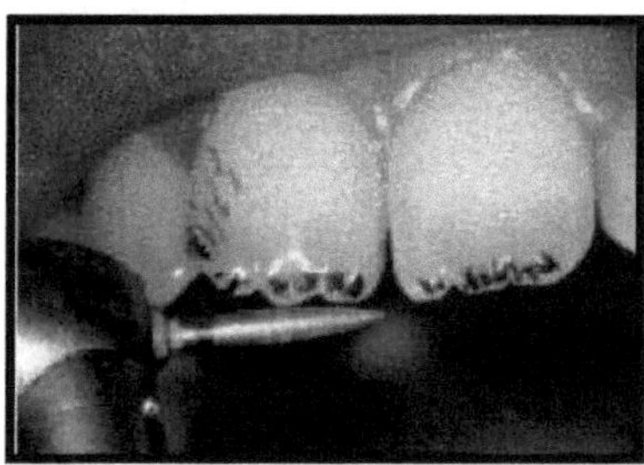

Fig. 91: Os incisivos centrais superiores foram objeto de um contorno cosmético para eliminar os espaços causados pelos mamelões proeminentes e para reduzir a quantidade de sobreposição disto-labial dos incisivos centrais inferiores.

A maior parte da remodelação pode ser feita com uma peça de mão dentária e os ajustes mais finos podem ser completados com uma pequena lima ou tiras abrasivas. Devem ser efectuadas medições constantes do dente e da mordida do paciente durante todo o procedimento para garantir que o processo está a decorrer como planeado. O dentista mantém o espaço entre o dente que está a ser contornado e os dentes adjacentes, de modo a permitir uma limpeza e ssagem adequadas. O contorno cosmético resulta num sorriso satisfatório completo e transformado. **(Fig. 92)**

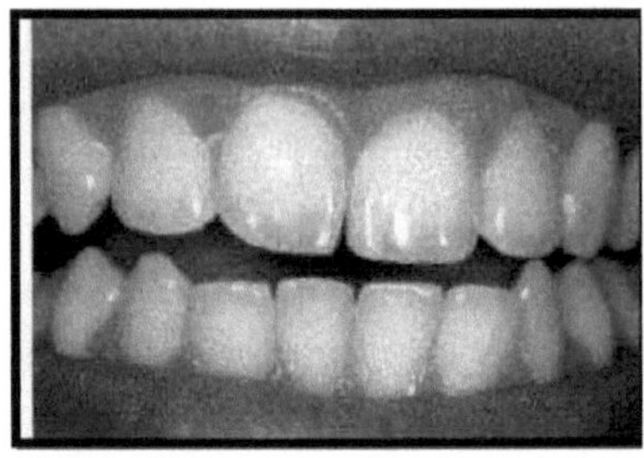

Fig. 92: O sorriso pós-tratamento revela bordos incisais maxilares e mandibulares mais simetricamente equilibrados.

Para além de remover a superfície do esmalte do dente, o contorno dentário também pode envolver a adição de um laminado colorido para construir uma superfície específica. Este laminado é concebido para combinar perfeitamente com a cor do dente a ser contornado e é fixado com adesivo dentário. Esta camada extra de laminado permite ao dentista fazer alguns ajustes extra, se necessário, no dente para um alinhamento correto. Estes laminados são normalmente aplicados como passo final no procedimento de contorno do dente e duram uma vida inteira se forem mantidos com cuidados dentários adequados.

RELATO DE CASO[70]

Uma paciente do sexo feminino, de 24 anos de idade, apresentou-se após a conclusão de um tratamento ortodôntico. Uma história detalhada revelou que ela não estava satisfeita com a forma e o comprimento dos dentes, principalmente com o incisivo central esquerdo e os caninos colocados bucalmente, dentes apinhados com incisivos centrais grandes sobrepostos. **(Fig. 93)**

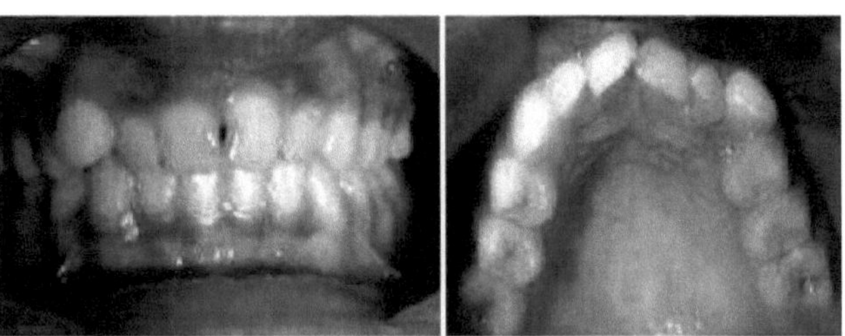

Fig. 93: Vista frontal e oclusal

Ela queria melhorar o seu sorriso, que era marcado por dois incisivos centrais largos e salientes. Foi-lhe aconselhado um tratamento combinado de cirurgia periodontal e contorno cosmético com tratamento ortodôntico para alterar a forma dos seus dentes.

Foram tiradas radiografias intra-orais para avaliar o tamanho e a localização da polpa de cada dente para garantir que existe osso suficiente entre os dentes para os suportar. O doente recusou e não estava disposto a fazer a terapia periodontal devido ao aspeto cirúrgico e, sobretudo, à apreensão da picada da agulha, uma vez que envolveria injeção e cirurgia. Foi planeado um contorno cosmético, que foi efectuado com uma broca de diamante para fissuras cónicas, seguido de alisamento da superfície com pasta de pedra-pomes e taça de borracha.

Todos os pontos de referência anatómicos foram tomados em consideração. O bordo mesio-incisal foi mantido num ângulo reto e o bordo disto-incisal arredondado. Os caninos colocados bucalmente foram recolocados em oclusão utilizando a técnica do fio reto. **(Fig. 94)** Depois disso, o paciente foi colocado num aparelho de contenção e pediu visitas frequentes.

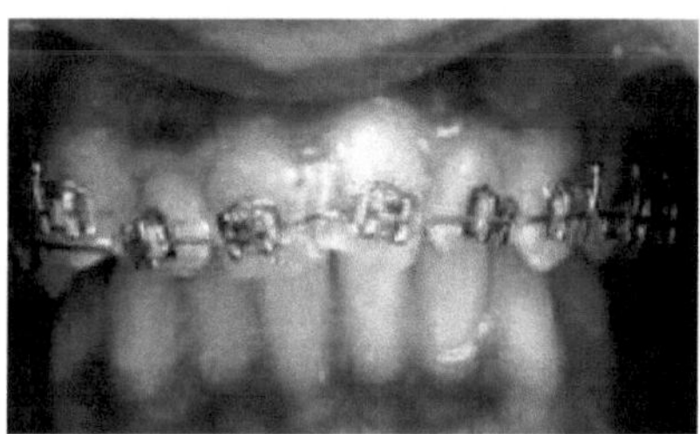

Fig. 94: Técnica do fio reto

RESULTADO: A paciente ficou tão satisfeita com o resultado que não desejou mais coroar os dentes. A maioria dos pacientes que deseja uma melhora estética anterior geralmente pede para coroar, laminar ou colar os dentes. No entanto, o contorno estético deve ser sempre considerado como uma alternativa a outras soluções ortodônticas **(Fig. 95)**.

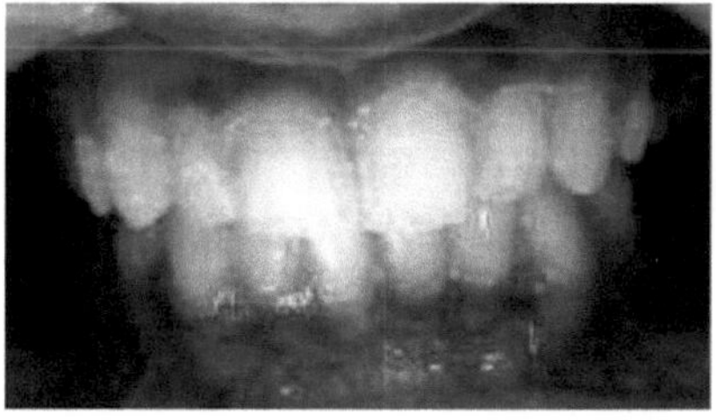

Fig. 95: Vista pós-tratamento

CAPÍTULO 9. FACETAS: FACETAS EM COMPÓSITO E EM PORCELANA

O sorriso reflecte o interior de uma pessoa. Um sorriso brilhante em harmonia com os lábios e o rosto coroa a beleza do carácter da pessoa. Cada sorriso é único para essa pessoa. A perceção, o talento, o faro artístico e a capacidade do dentista de ouvir os desejos específicos do seu paciente ajudam a criar um sorriso que se adapta ao rosto e à personalidade de cada paciente individual.[74]

O QUE É UM FOLHEADO?

Em termos simples, uma faceta é uma cobertura fina sobre outra superfície. Em medicina dentária, uma faceta é uma camada fina de material de restauração dentária, normalmente porcelana, que substitui o esmalte.[75]

As facetas evoluíram ao longo das últimas décadas para se tornarem uma das restaurações mais populares da medicina dentária estética. Trata-se de uma alternativa conservadora à cobertura total para melhorar o aspeto de um dente anterior. A utilização de tecnologias adesivas permite preservar o máximo de estrutura dentária possível, satisfazendo simultaneamente as necessidades e desejos de restauração do paciente.[1]

Indicações para facetas:[76]

As facetas podem ser utilizadas para a correção funcional e cosmética das seguintes condições:

1. Dentes manchados ou escurecidos

2. Hipocalcificações

3. Diastemas múltiplos

4. Pegadas laterais

5. Dentes lascados

6. Dentes posicionados lingualmente

7. Dentes mal posicionados que não necessitam de ortodontia

Contra-indicações para a colocação de facetas:[76]

1. Substrato dentário insuficiente (esmalte para colagem)

2. Versão labial

3. Espaçamento interdentário excessivo

4. Má higiene oral ou cáries

5. Hábitos parafuncionais

6. Mau posicionamento ou apinhamento moderado a grave

TIPOS DE FACETAS ESTÉTICAS:[63]

- **FOLHAS PARCIAIS (Fig. 96)**

- **VENEZES COMPLETAS (Fig. 97)**

<u>Facetas parciais - indicadas</u> para a restauração de defeitos localizados ou áreas de descoloração intrínseca.

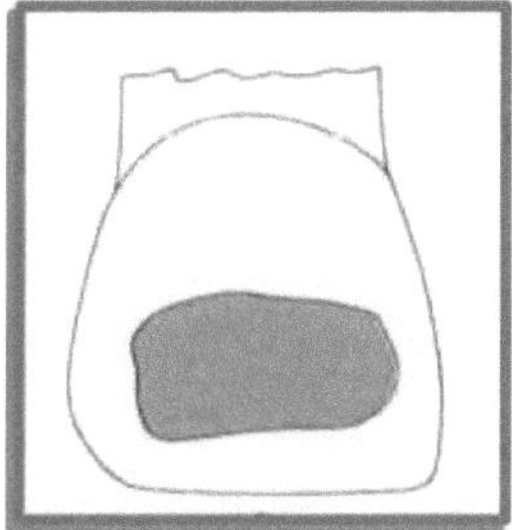

Fig96: Faceta parcial

<u>Facetas completas -</u> indicadas para a restauração de defeitos generalizados ou áreas de descoloração intrínseca que envolvam a maior parte da superfície facial.

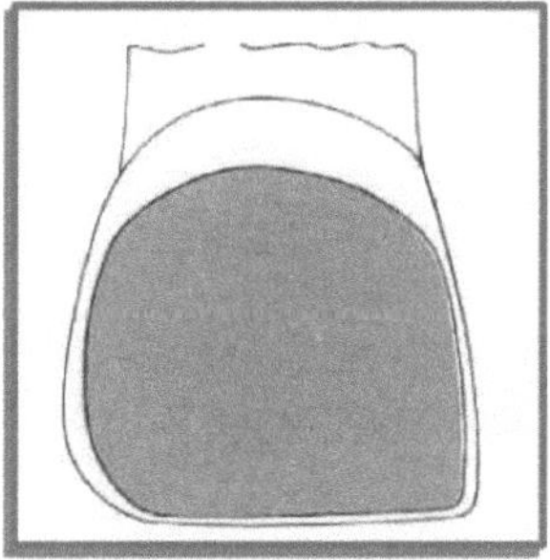

Fig. 97: Folheado completo

Facetas completas

Existem dois modelos básicos para facetas completas:

- Preparação da janela **(Fig. 98)**

- Lapidação incisal (Fig. **99)**

<u>Vento ow preparação</u>

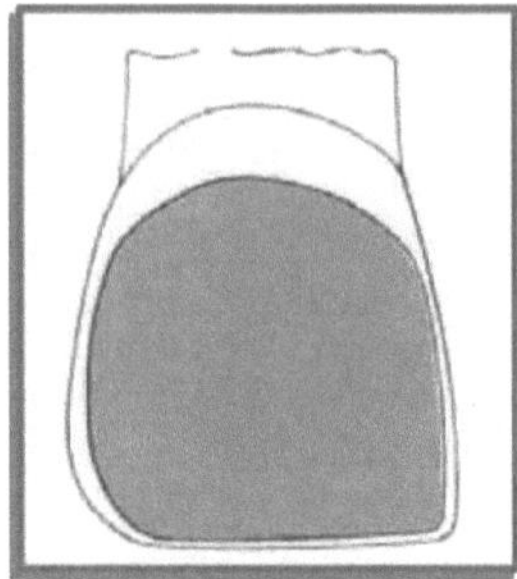

Fig. 98: Janela w preparação

- recomendado para a maioria dos revestimentos diretos e indirectos

- esta preparação intra-esmalte preserva as superfícies funcionais linguais e incisais dos dentes anteriores maxilares, protegendo as facetas de tensões oclusais significativas

- reduz o potencial de desgaste acelerado do dente oposto

<u>Preparação de incisais e lapidação</u>

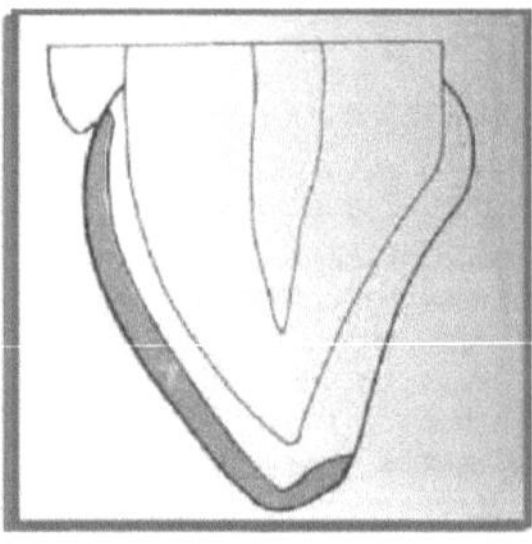

Fig99: Preparação incisal

- indicado quando o dente a ser revestido precisa de ser alongado ou quando um defeito incisal justifica uma restauraçãofrequentemente utilizado com facetas de porcelana

LESAGE CLASSIFCATION(2013)[77]: Com base na preparação do folheado

TABLE 1

Basis for New Veneer Classification System (Dentin Exposed)

REDUCTION	FACIAL	DENTIN EXPOSED
CL-I No-Prep or Practically Prep-less	Detectable with magnification, with or without gingival finish line	0*
CL-II Modified Prep-less or Minimally Invasive	up to 0.5 mm	10% to 20%*
CL-III Conservative Design	0.5 mm to 1 mm	20% to 50%*
CL-IV Conventional All-Ceramic Design	1+ mm	50%

* Enamel periphery of at least 70%.

TABLE 2

Basis for New Veneer Classification System (Enamel Remaining)

REDUCTION	FACIAL	ENAMEL REMAINING
CL-I No-Prep or Practically Prep-less	Detectable with magnification, with or without gingival finish line	95% to 100%
CL-II Modified Prep-less or Minimally Invasive	up to 0.5 mm	80% to 95%
CL-III Conservative Design	0.5 mm to 1 mm	50% to 80%
CL-IV Conventional All-Ceramic Design	1+ mm	<50%

Quadros 13 e 14: Classificação da preparação de facetas de acordo com Lesage

FACETAS COMPOSTAS

As facetas de compósito têm sido frequentemente anunciadas como uma alternativa mais conservadora à porcelana c, com o advento dos compósitos micro-híbridos e nano-híbridos, o acabamento e o polimento destas restaurações podem rivalizar com os da porcelana[78].

Os materiais compósitos ligados por resina evoluíram substancialmente nos últimos 20 anos. As propriedades físicas dos compósitos melhoraram consideravelmente quando comparadas com as das primeiras gerações de materiais compósitos.[79]

Dois tipos:

1. **Compósitos diretos -** São feitos diretamente na boca do paciente após a preparação

dos dentes

2. **Compósitos indirectos** - Após a preparação dos dentes, é feita uma impressão e a faceta de compósito é feita no molde de pedra e depois cimentada na boca do paciente.

<u>MATERIAIS UTILIZADOS PARA FACETAS COMPOSTAS</u>[80]

Os materiais de resina composta estão atualmente disponíveis como compósitos microfill ed, microhíbridos e nanofilled.

Resinas compostas micropreenchidas

As resinas compostas com microenchimento contêm partículas trituradas com um tamanho entre 0,04 e 1 mícron. As partículas de enchimento são tipicamente partículas pré-polimerizadas compostas por resina e sílica pirogénica. A carga de enchimento é menor nas resinas compostas com microenchimento, e a ligação interna entre a resina matriz e a resina de enchimento pré-polimerizada é fraca, resultando numa menor resistência. Esta é uma consideração importante em áreas de tensão. Os tamanhos muito pequenos das partículas nas resinas com microenchimento, no entanto, ver, oferecem uma excelente estética com elevada capacidade de polimento e um brilho de superfície duradouro.

Resinas compostas micro-híbridas/híbridas

As resinas compostas micro-híbridas contêm cargas de dióxido de silício com partículas que variam em tamanho de aproximadamente 0,04 a 0,1 mícron, e as cargas de partículas de vidro variam tipicamente em tamanho de 0,4 a 0,6 mícron (400 a 600 nm). Estas resinas perdem o seu elevado polimento ao longo do tempo com o desenvolvimento de uma superfície mais rugosa, reduzindo a sua adequação a casos esteticamente exigentes. No entanto, oferecem propriedades físicas fortes e são adequadas para restaurações que suportam tensões. As resinas híbridas têm tamanhos de enchimento ligeiramente maiores do que as resinas híbridas domésticas e comportam-se essencialmente da mesma forma.

Resinas compostas com nanocargas

As resinas compostas com nanocargas têm uma carga de carga elevada para obter uma força e uma resistência ao desgaste semelhantes às das resinas compostas micro-híbridas. As resinas compostas nanofilled contêm partículas mais pequenas de carga na gama de 0,02 a 0,1 microns. Um compósito com nanocargas contém partículas de nanocargas com aproximadamente 0,02 mícrones de diâmetro, sinterizadas em nanoclusters de 0,6 a 1,4 mícrones que contêm partículas de zircónia/sílica, de modo a melhorar as caraterísticas físicas.

De Moraes RR, Gon^alvesLde S, Lancellotti AC, Consan i S, Correr-Sobrinho Land Sinhoreti MA(2009)[81] investigaram as propriedades de nanohibridresinas em comparação com um compósito nanopreenchido e um microhíbrido. As cargas inorgânicas foram caracterizadas por análise SEM/EDS. A resistência à tração diametral (DTS), a rugosidade da superfície antes e depois da abrasão com escova de dentes, a dureza Knoop (KHN), a absorção de água e a solubilidade foram avaliadas. Os resultados indicaram que as nanohibridresinas apresentaram, em geral, propriedades inferiores às do compósito nanopreenchido e propriedades semelhantes ou ligeiramente melhores em comparação com o material micro-híbrido. Em condições clínicas, as nanohibridresinas podem não ter um desempenho semelhante ao dos materiais nanopreenchidos. Foi discutido que o componente nanopreenchido possui uma boa profundidade de cura, baixa retração, baixa absorção, boa resistência, excelentes propriedades mecânicas e boa biocompatibilidade. Concluiu-se que os compósitos nanopreenchidos são adequados para restaurações estéticas e preenchimento em todos os casos de cavidades, porque a sua dureza e abrasão são muito semelhantes aos dentes naturais.

FACETAS COMPOSTAS DIRECTAS

Os compósitos diretos são utilizados para a correção bem sucedida de defeitos estéticos menores, por exemplo, dentes anteriores com cor e forma deficientes, restaurações defeituosas e pequenos desalinhamentos [82].

TÉCNICA:[83]

O tratamento de dentes anteriores descoloridos e malformados insatisfatórios utilizando a técnica de facetas compostas diretas é uma alternativa estética conservadora. **(Fig. 100)**

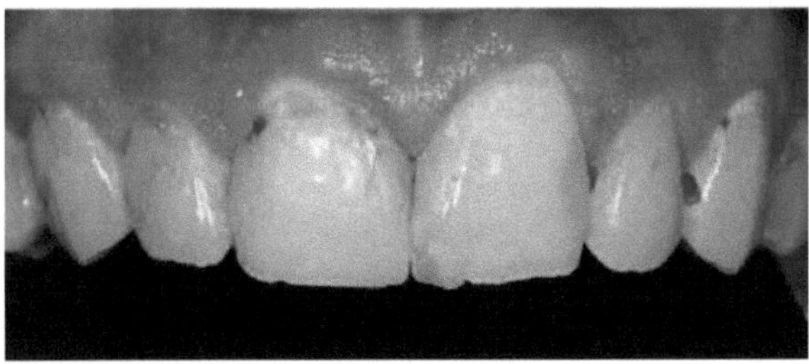

Fig. 100: Sorriso insatisfatório com múltiplas lesões cariosas, restaurações de compósito descoloridas e áreas desgastadas.

Preparativos para o tratamento na cadeira

São efectuadas impressões em vinil polisiloxano de dupla mistura da dentição existente do paciente e criados modelos de gesso. Primeiro, as proporções dos dentes são corrigidas preparando os aspectos distais de ambos os incisivos centrais no modelo de gesso. De seguida, todos os dentes anteriores, do canino ao canino contralateral, foram encerados no laboratório para desenhar o novo sorriso. Este enceramento é capturado numa chave de silicone que servirá de modelo no consultório para as subsequentes construções anatómicas de compósito. **(Fig. 101)**

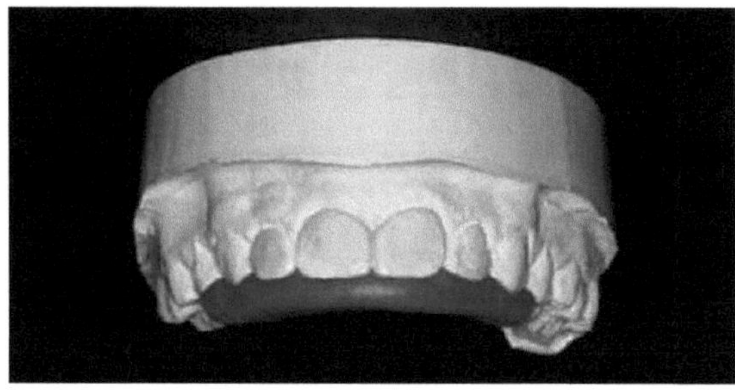

Fig. 101: Enceramento do novo sorriso no modelo de gesso com a chave de silicone em posição.

Tratamento na cadeira

Antes de qualquer preparação do dente, a seleção da cor é obrigatória. A cor selecionada do dente é então confirmada através da aplicação e fotopolimerização de uma pequena amostra de compósito no incisivo central sem qualquer procedimento de colagem. Para corrigir as proporções dos dentes, os aspectos distais de ambos os incisivos centrais são cuidadosamente preparados com um disco diamantado a baixa velocidade, sem arrefecimento com água. Para conseguir uma integração perfeita das construções de compósito, as preparações de facetas minimamente invasivas com um design de chanfro supra-gengival são efectuadas com uma **broca** de diamante cónico de extremidade redonda **(Fig. 102).**

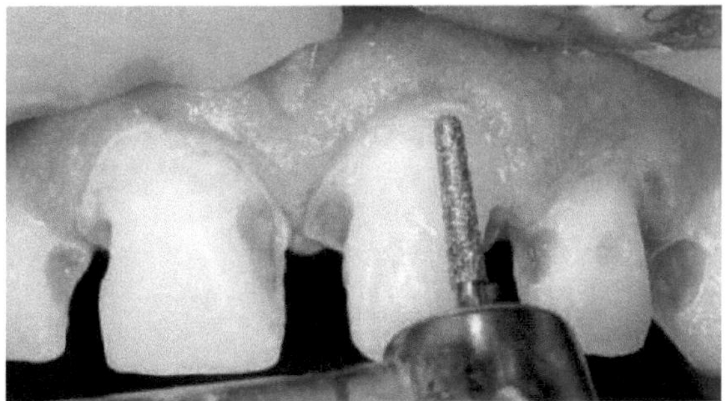

Fig. 102: Preparação de facetas minimamente invasiva com uma broca cónica de diamante de ponta redonda

Procedimento de colagem

Um protocolo de condicionamento e enxaguamento é seguido como procedimento de ligação padrão para as facetas diretas. Após o condicionamento diferencial do esmalte durante 30 s e das superfícies de dentina durante 10 s com gel de ácido fosfórico a 35%, os dentes foram enxaguados com grandes quantidades de água e secos ao ar durante um curto período de tempo, de modo a manter as superfícies de dentina ligeiramente húmidas. Todas as superfícies dentárias condicionadas são revestidas com uma camada espessa de agente de ligação, que é esfregada durante pelo menos 10 s. O excesso de material de ligação deve ser removido com o ejetor de saliva, e o solvente (etanol) é evaporado por uma corrente suave de ar. De seguida, a camada de ligação é fotopolimerizada durante 10 **s. (Fig. 103)**

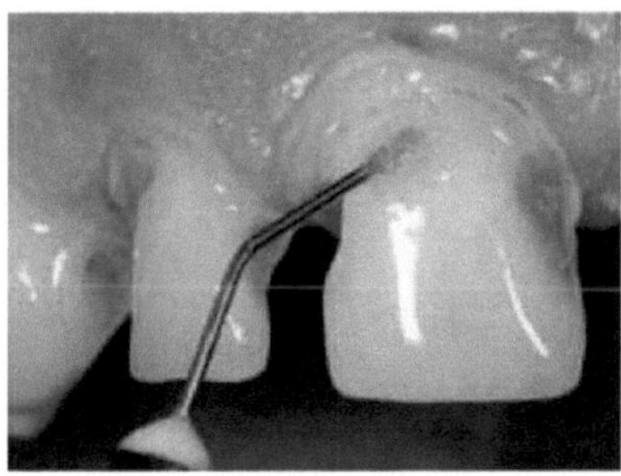

Fig. 103: Agente de ligação aplicado

Acumulação de compósitos

Todos os defeitos e os núcleos de dentina são construídos anatomicamente com um material compósito opaco e altamente cromático. É da maior importância conferir a todas as restaurações um croma suficiente através de uma espessura adequada do núcleo de dentina. **(Fig. 104)** Assim, a cor é desenvolvida dentro da profundidade da restauração, de modo a evitar um aspeto acinzentado da restauração. No entanto, é mantido espaço suficiente para a estratificação subsequente do compósito do esmalte.

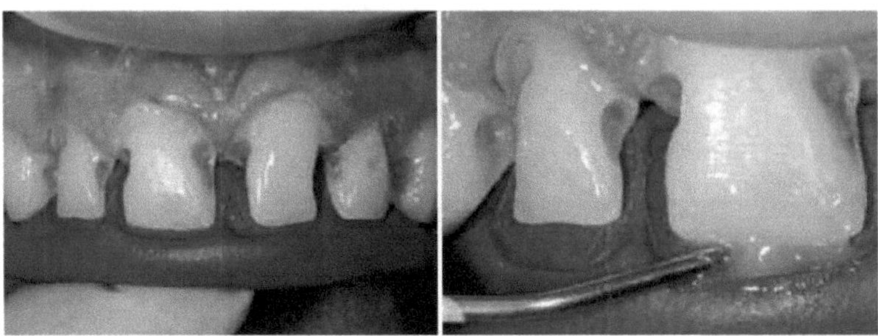

Fig. 104: Chave de silicone fabricada em laboratório aplicada e verificada para it e compósito fluido aplicado.

Acabamento e polimento

Para obter reflexos de luz naturais, a superfície anatomicamente estratificada deve ser refinada utilizando uma broca de acabamento diamantada de grão fino a baixa velocidade e sem pulverização de água. Para criar uma superfície homogénea e lisa, deve ser efectuada outra etapa de acabamento a seco com um polidor de borracha abrasivo, contendo carboneto de silício, a baixa velocidade.(Fig. **105)**

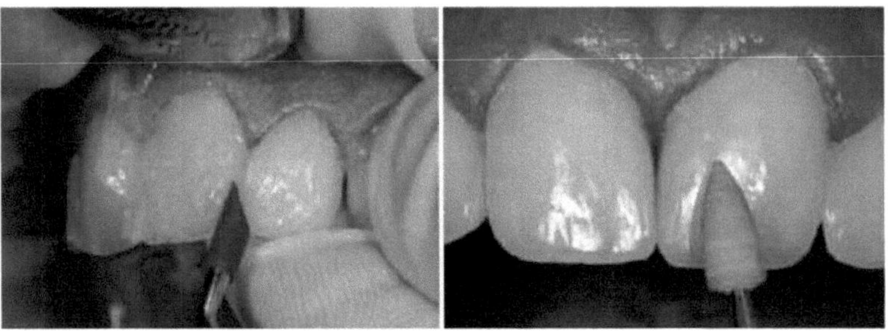

Fig. 105: Lustre de superfície brilhante após polimento húmido a alta velocidade.

REVESTIMENTO DIRECTO DE COMPÓSITO COM APLICAÇÃO DE OPACOS[84,85]

Emular a dentição natural com resina composta pode ser um desafio clínico ainda maior no caso de um único dente anterior fortemente descolorido. Mascarar a superfície descolorida do esmalte com opacos e corantes antes da aplicação direta de uma faceta de compósito pode ser um passo necessário, especialmente quando se trata de uma preparação mínima do dente.

Os materiais de restauração que imitam naturalmente os substratos dentários devem, idealmente, ter as mesmas propriedades ópticas que estes. A translucidez inerente das resinas compostas contribui para a imitação destas propriedades ópticas. Por outro lado, apresenta uma dificuldade distinta em mascarar o fundo escuro de um dente descolorido, especialmente quando a preparação do dente

é mínima. A refletividade de fundo do dente descolorido, bem como a espessura inadequada do material restaurador utilizado, influenciam negativamente o aspeto natural da restauração. É neste momento que a aplicação de opacos melhora o tratamento estético.

Os opacos são materiais resinosos altamente pigmentados, contendo óxidos metálicos que são responsáveis pela sua potente capacidade de opacificação, tonalidade caraterística e saturação. A capacidade de mascarar o efeito de fundo através da interação complexa entre a absorção e a dispersão pode ser conseguida através da adição de opacificadores à resina composta, como o óxido de titânio ou o óxido de alumínio, aumentando assim a luz reflectida para o observador.

Os opacos estão disponíveis numa viscosidade fluida, numa forma de pasta de base-catalisador ou numa forma de pó/líquido (Fig. **106**).

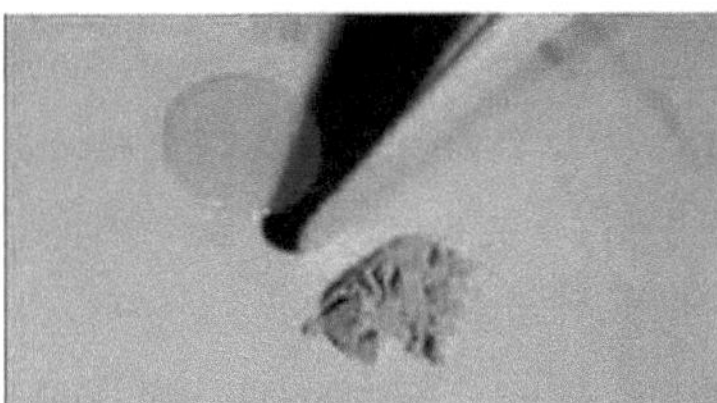

Fig. 106: Opacos em pó e líquidos

A tonalidade do opaco selecionado deve estar próxima da tonalidade desejada para o revestimento direto final [9]. Sugere-se que os clínicos se familiarizem com diferentes opacos em condições laboratoriais antes de tentarem a sua aplicação clínica. Isto beneficiaria os seus conhecimentos relativamente à capacidade de mascaramento dos opacos, às diferentes consistências, ao manuseamento, aos possíveis erros de aplicação, às caraterísticas ópticas e ao número de camadas necessárias. (**Fig. 107 A, B**)

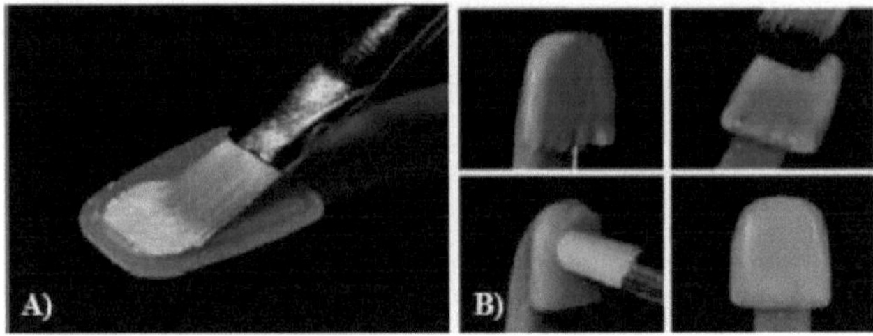

Fig. 107: A) Aplicação uniforme do opacificador

B) Estratificação do análogo de plástico com a cor da dentina e do esmalte

Conselhos clínicos para a aplicação de opacos

A aplicação de opacos na superfície do dente descolorido é um passo crucial para o procedimento clínico. As dicas clínicas que se seguem podem garantir um resultado final mais previsível.

Seleção do opacificador adequado: Diferentes produtos apresentam diferentes capacidades de opacificação e, enquanto alguns são capazes de mascarar eficazmente um fundo escuro com uma camada de apenas 0,1 mm de espessura, outros podem necessitar de duas ou mais camadas. Na dentição muito descolorida, os opacificadores fortes podem oferecer melhores resultados e, como mencionado anteriormente, os opacificadores mais fortes são os dos sistemas pó/líquido. Se for aplicado um opacificador com uma capacidade de opacificação ou espessura superior à necessária, a superfície pode adquirir um aspeto baço e "sem vida" indesejável. Por conseguinte, nos casos em que é necessária uma opacidade "média", foi sugerido diluir os opacos fortes com bis-GMA ou resina fluida. Por outro lado, se a quantidade de opaco não for suficiente, a restauração final terá um tom cinzento desfavorável.

Camada consistente do opacificador: A camada desigual do opacificador na superfície do dente descolorido é um erro clínico comum. O resultado de uma camada de opaco não homogénea seria uma superfície "manchada". A utilização de um pincel de pintura fino revestido com uma quantidade mínima do material ou resina líquida pode ser uma ferramenta útil no manuseamento da distribuição consistente dos modificadores de opacidade .

Assegurar um espaço adequado para o opacificador: Deve estar disponível uma espessura mínima de 0,4 mm para a estratificação do compósito após a opacificação do substrato descolorido. A utilização de índices de silicone fabricados indiretamente no laboratório ou diretamente na boca do paciente, pode assegurar que existe espaço suficiente para a estratificação do compósito, sem a necessidade de uma préaparação desnecessária do dente sadio. Se o opaco for estratificado com quantidades inadequadas de camadas de dentina e esmalte, especialmente na região cervical, onde o esmalte é mais fino, o revestimento não terá um aspeto natural.

Mascarar a superfície de esmalte fortemente descolorida com opacos antes da faceta de compósito direto[84,85]

Procedimento:

O tratamento estético do dente anterior descolorido é feito utilizando a técnica de faceta direta de compósito com realce de opaco.

A seleção da cor do dente é efectuada antes do isolamento no terreno para evitar discrepâncias de cor devido à desidratação dos dentes **(Fig. 108 A,B).** É fabricado um índice sagital de silicone com base no enceramento de diagnóstico, de modo a auxiliar a preparação correta dos dentes. Os dentes anteriores superiores são isolados com um dique de borracha de peso médio e foi utilizado fio dentário para estabilizar ainda mais o dique de borracha. A preparação da superfície facial é efectuada (0,5-0,7 mm) utilizando uma broca de diamante longa e fina com uma margem de chanfradura sob arrefecimento a água, seguindo os contornos naturais do dente.

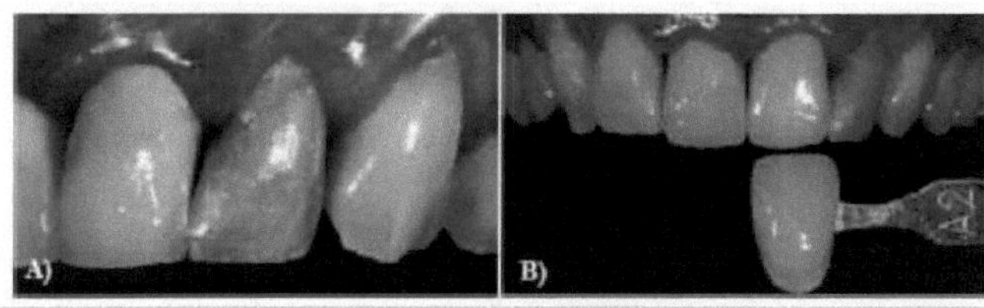

Fig. 108: Seleção da sombra

Aplica-se ácido fosfórico a 37,5 % ao esmalte preparado durante 30 segundos, enxagua-se com jato de ar-água durante o mesmo período de tempo e seca-se ao ar. Os procedimentos de colagem são efectuados com a aplicação de um sistema de condicionamento e enxaguamento em três fases, de acordo com as instruções de utilização do fabricante.

Uma porção de resina opaca capturada na ponta de um pincel de pintura plano é espalhada igualmente numa camada muito fina sobre a superfície descolorida do dente e fotopolimerizada com um dispositivo de cura LED durante 40 segundos.

De seguida, um incremento de 0,3-0,5 mm de corpo, a resina composta é estratificada e são utilizados modificadores de cor na parte cervical para diminuir o valor cervical da cor escolhida. Finalmente, a camada de esmalte foi reproduzida com aproximadamente 0,2 mm de cor de esmalte.

(Fig109A,B,C)

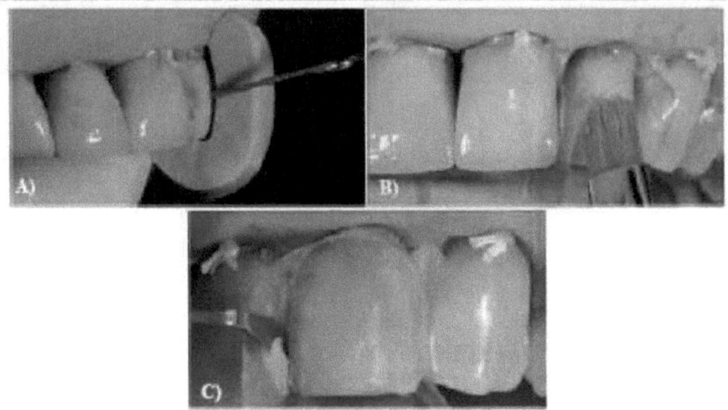

Fig. 109: A) Verificar a profundidade da preparação com uma chave de silicone B) Aplicação cervical da cor C) Camada final da cor do esmalte

São utilizadas brocas de diamante extrafinas e discos finos de óxido de alumínio para o acabamento, antes do polimento com um sistema de polimento de silicone-borracha de dois passos. As restaurações finais **(Fig. 110 A, B)**

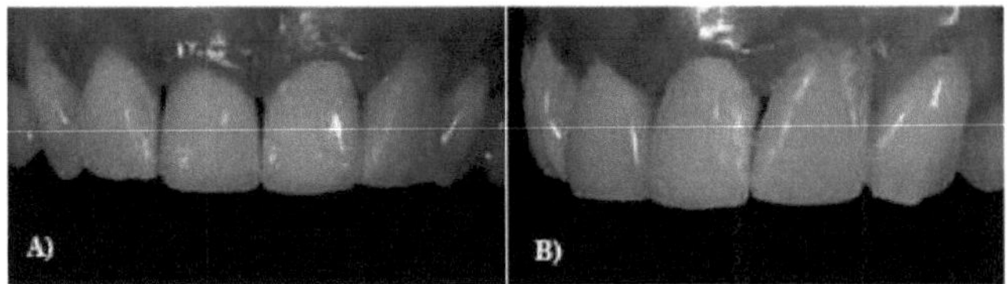

Fig. 110: Restaurações concluídas

FACETA COMPOSTA INDIRECTA

Após a preparação do dente, é feita a impressão e a faceta de compósito é feita no molde de pedra e depois cimentada na boca do paciente. Embora o médico tenha a opção de fazer isto diretamente na cadeira, a maioria prefere o método indireto. Esta abordagem é escolhida não só porque permite uma adaptação mais próxima da faceta, mas também porque não requer tanto tempo de cadeira e é, por isso, mais prática em termos económicos.[86]

Preparação do modelo: Aparar o modelo de modo a que a base não interfira com o acesso fácil aos dentes. Com um lápis vermelho, marque a altura da margem gengival livre nas superfícies vestibular e interproximal dos dentes que irão receber as facetas **(Fig. 111)**. Esta linha fornecerá um guia em direção ao qual a margem gengival da faceta será aparada.

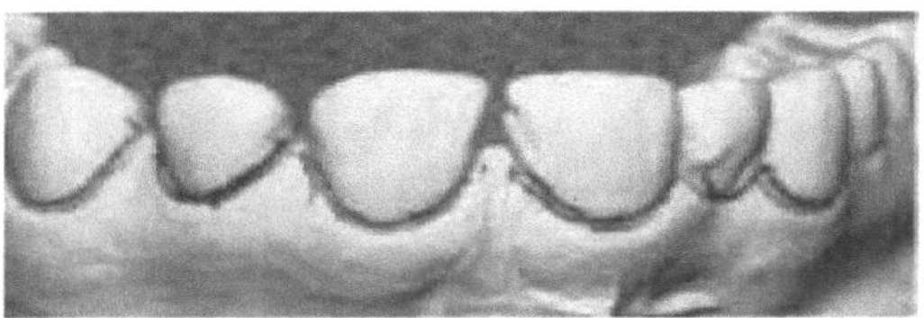

Fig. 111: Marcar a altura da margem gengival livre nas superfícies vestibular e interproximal

Usando uma lâmina de escafandro, apare a pedra que representa a gengiva livre. Isto irá expor a parte restante da superfície vestibular do dente. Deve-se ter o cuidado de aparar a pedra que representa as papilas interdentais, caso contrário as facetas não assentarão corretamente no modelo. O biselamento deste corte num ângulo de 30-45° permite um bom acesso ao dente e uma colocação cuidadosa da margem da faceta. **(Fig. 112)**

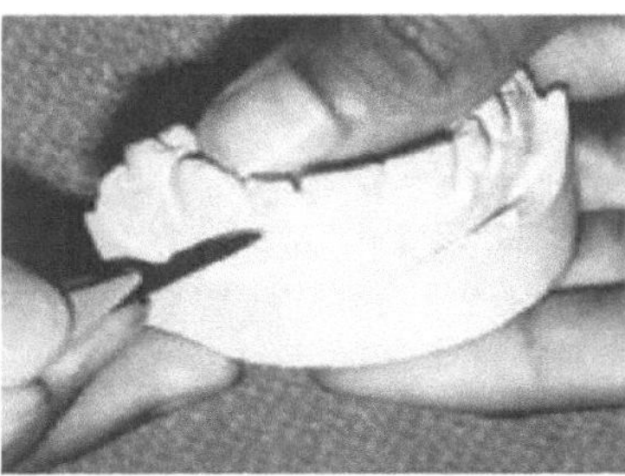

Fig. 112: Biselamento desta guarnição num ângulo de 30-45°

Preparação da faceta: Utilizando um lápis de marcação ortodôntica, marque a linha de junção cemento-esmalte na faceta. Esta linha indica o ponto até ao qual a faceta será inicialmente aparada. Quando se preparam as facetas no modelo, deve ter-se sempre o cuidado de assegurar que cada faceta assenta apenas no seu dente e não está a colidir com os dentes vizinhos ou com a gengiva. **(Fig. 113)**

Antes de retificar o laminado, tomar nota das áreas da superfície lingual do laminado que são mais espessas. Depois de retificar as áreas mais espessas, experimentar o revestimento no modelo. O corte e o polimento devem continuar até que a faceta esteja bem adaptada ao modelo. Aparar e retificar a folha seguinte como a primeira. Quando esta faceta se adaptar ao dente individual, o operador deve experimentá-la no modelo enquanto a faceta vizinha estiver no sítio.

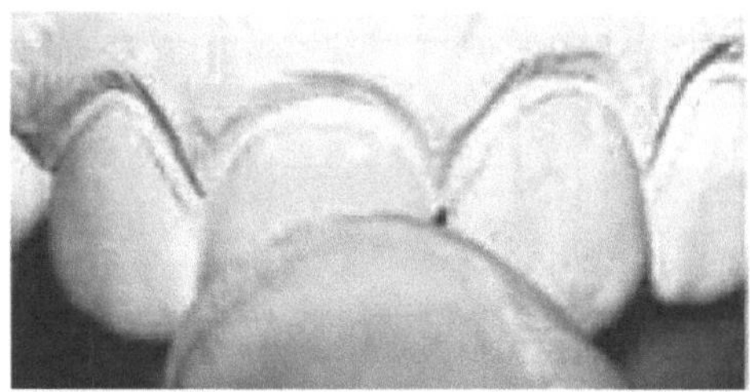

Fig. 113: Preparação do folheado

Após o corte e o desbaste estarem concluídos, deve ser dado mais um passo. Utilizando a pedra branca, lixar toda a superfície interior de cada folheado. Este procedimento remove a superfície interior vidrada que é criada durante o fabrico do folheado, aumentando assim a área de superfície da interface entre o folheado e a pasta de shader; isto aumentará a ligação entre o folheado e o compósito. Ao efetuar esta etapa, a faceta deve ser examinada tanto do interior como do exterior. Isto proporcionará a melhor avaliação possível da uniformidade do acrílico na superfície interna da faceta.

ÚLTIMA TENDÊNCIA EM FACETAS DE COMPÓSITO: COMPONEERS[87]

COMPONEER são revestimentos de esmalte de compósito nano-híbrido pré-fabricados e polimerizados que combinam as vantagens da restauração direta de compósito com as vantagens das facetas pré-fabricadas. Não requerem qualquer preparação ou requerem uma preparação mínima e têm apenas 0,3 mm de espessura de faceta. **(Fig. 114)**

As facetas COMPONEER pré-formadas estão disponíveis em diferentes tamanhos e são fáceis de utilizar para a reconstrução de um único dente, bem como para a reconstrução completa na região anterior.

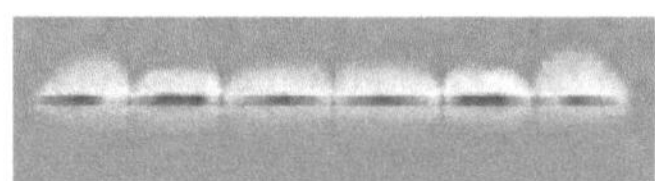

Fig. 114: Espessura de 0,3 mm

INDICAÇÕES CLÍNICAS:

Tratamento de cáries

• Cáries cervicais e interdentais extensas, descoloração do esmalte e ligeiro mau posicionamento

Otimização de restaurações antigas

• Restaurações extensas, antigas e insuficientes.

Atrição, abrasão, erosão

• Oclusão de borda a borda com dentes anteriores desgastados e partidos com restauração antiga.

Fratura de dente

• Perda de 1/3 do dente anterior por fratura.

<u>INDICAÇÕES ESTÉTICAS / COSMÉTICAS</u>

Alargamento incisivos

• Bordo incisal ligeiramente encurtado com mau posicionamento moderado As proporções do dente são reconstruídas e alinhadas com o componeer.

Mal posicionamento

• Malposição extensa com apinhamento.

Correção cosmética

• Descoloração amarela intrínseca, não lixiviável

Descoloração

• Descoloração extensa do esmalte e da dentina, lesões cervicais.

Malformação anatómica

• Dentes de forma irregular, dente cónico, diastema e má posição.

Diastema

• Diastema e dentes anteriores demasiado compridos.

<u>**COLOCAÇÃO DO COMPUTADOR:**</u>

Imagens pré-operatórias: dentes descoloridos, cáries extensas e má posição com alinhamento axial incorreto. **(Fig. 115)**

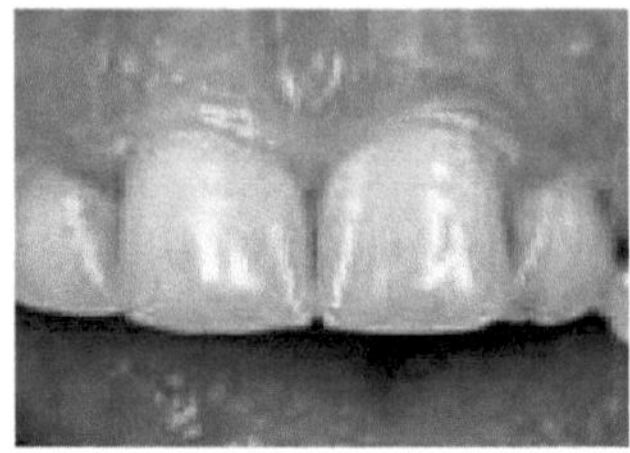

Fig. 115: Sorriso insatisfatório

PROCEDIMENTO:

Selecionar a cor do esmalte e da dentina com o guia de cores antes do isolamento, idealmente sob luz natural **(Fig. 116)**.

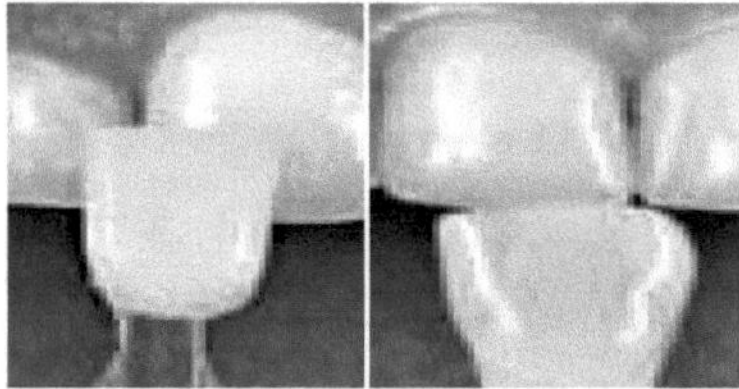

Fig. 116: Correspondência da cor do esmalte e da dentina

O Componente perfeitamente adequado é selecionado utilizando as Guias de Contorno transparentes azuladas. **Fig. 117)**

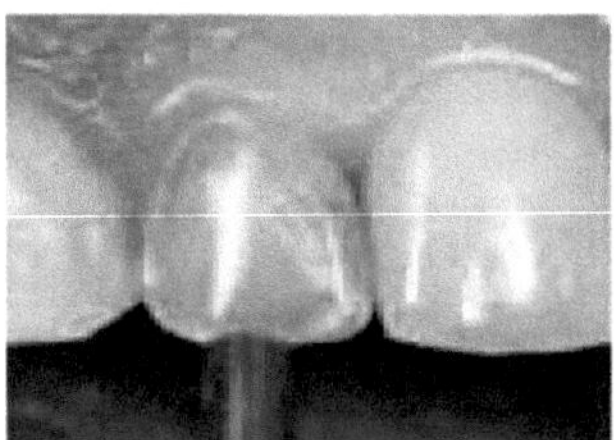

Fig. 117: Componeer combinado

A técnica de aderência do Rubberdam facilita o trabalho funcional. **(Fig. 118)**

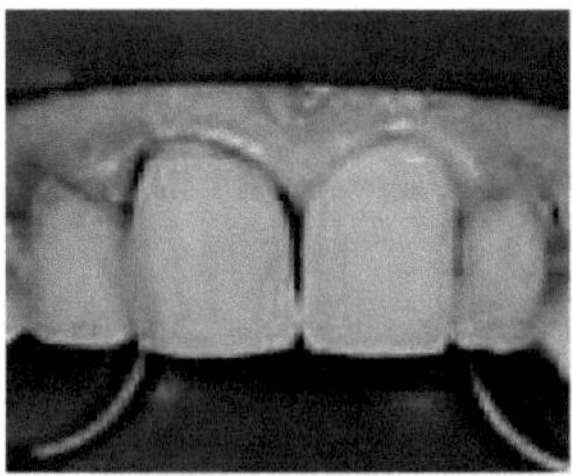

Fig. 118: Colocação de diques de borracha

Antes de abrir o Componeer selado, a forma é verificada novamente após a preparação. É feito um esmerilamento cuidadoso do Componeer para obter um ajuste exato. **(Fig. 119)**

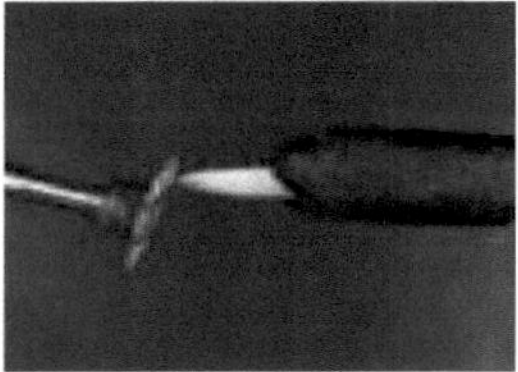

Fig. 119: Retificação do componeer

O compósito é distribuído no dente utilizando um instrumento de modelação.

O colocador é utilizado para aplicar o Componente sem stress na sua posição final. **(Fig. 120)**

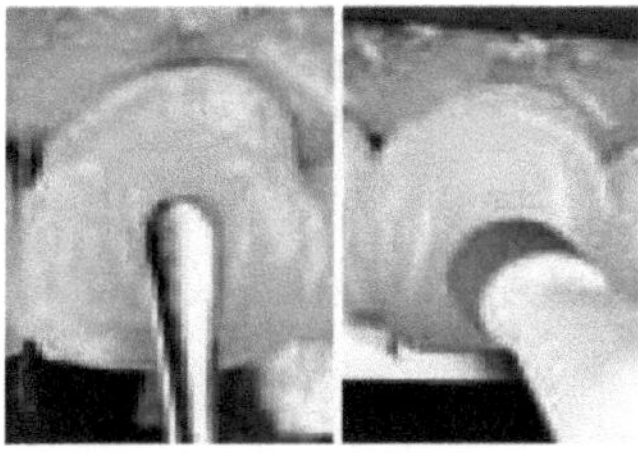

Fig. 120: Aplicação sem tensões do componeer na sua posição final

O controlo final para verificar se as arestas estão perfeitas é efectuado antes de remover a barreira de borracha. **(Fig. 121)**

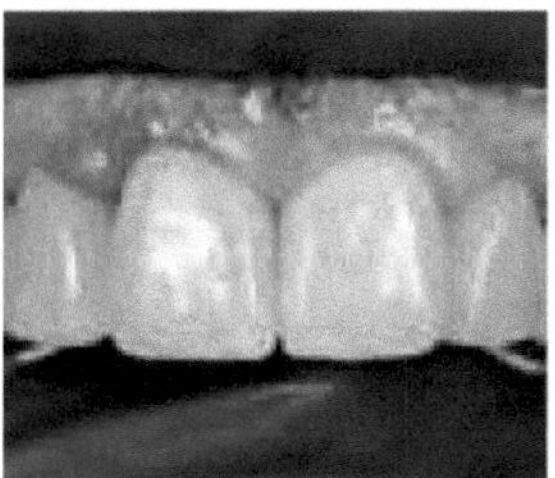

Fig. 121: Controlo final

FACETAS DE PORCELANA

"Uma boa porcelana dentária s nas mãos certas pode criar imitações espectaculares de dentes, imitando na perfeição o esmalte dos dentes" [75]

Na era atual da Medicina Dentária Estética, as expectativas e a procura de tratamento estético dentário por parte dos pacientes aumentaram e a sua concretização tornou-se uma realidade, especialmente com o advento e a popularidade das facetas laminadas de porcelana (PLV)[88].

As facetas de porcelana são restaurações cerâmicas finas coladas que restauram a superfície facial e parte das superfícies proximais dos dentes que requerem uma restauração estética. São utilizadas para recriar o aspeto natural dos dentes, melhorando o sorriso e a estética, ao mesmo tempo que proporcionam uma resistência e resiliência comparáveis ao esmalte dentário natural. É muitas vezes o material de eleição para quem pretende efetuar ligeiras alterações de posição, ou alterar a forma, tamanho e/ou cor dos dentes.[88]

As facetas laminadas de porcelana são o meio mais estético de criar um sorriso mais agradável e bonito.[2] Uma faceta laminada de porcelana é uma das técnicas mais conservadoras e estéticas que podemos aplicar na restauração da dentição humana. Desde o seu desenvolvimento há 25 anos, a interpretação das indicações e a aplicação das técnicas corretas têm sido a chave para a sua longevidade.[89,90]

A preparação do dente é uma das considerações mais importantes nesta técnica. A ligação ao esmalte em vez da dentina proporciona os melhores/mais fortes valores de ligação quando queremos ligar a porcelana à estrutura dentária. O principal objetivo de qualquer caso de restauração que envolva estas restaurações é manter a preparação simples e ser conservador na redução da estrutura dentária sólida.[10]

Para otimizar o resultado, os dentistas devem realizar um exame estético completo antes de selecionar e planear o tratamento para os pacientes que recebem facetas de porcelana que não envolvem qualquer preparação ou que envolvem uma preparação mínima.[91]

<u>MATERIAIS UTILIZADOS NAS FACETAS DE PORCELANA</u>[92]

- Cerâmica de vidro de lithimdisilicate

- Cerâmica de vidro de leucite

- Cerâmica de vidro feldspático

- Procera (óxido de alumínio)

- Procera (policristais de zircónio e ítrio)

<u>Técnica:</u>[93]

<u>Preparação dos dentesOs</u> dentes são preparados para a espessura da faceta, começando

pela superfície labial, utilizando brocas de corte em profundidade desde o ângulo da linha mesioproximal até ao ângulo da linha distoproximal. São preparados três cortes de profundidade em cada terço cervical, médio e inci sal dos dentes com a dimensão de 0,3, 0,5 e 0,7 mm, respetivamente. A linha de acabamento é estabelecida utilizando uma broca de diamante de grão médio ou fino, cónica e longa. Prepara-se uma margem de chanfro adequada (0,3-0,4 mm de profundidade) começando na altura da margem gengival livre e estendendo-se em direção à ponta da papila distal e depois em direção à ponta da papila mesial. Após a colocação da linha de acabamento, a área de terra entre os cortes de profundidade é removida.

Uma vez concluída a preparação, são efectuadas impressões com material de impressão de polivinilsiloxano e o molde é vazado.

EXPERIMENTAÇÃO: Todas as facetas de porcelana são experimentadas no modelo de trabalho. As superfícies dos dentes são primeiro limpas com uma pasta de farinha fina de pedra-pomes. As áreas proximais são acabadas com tiras finas de compósito de acabamento. Cada faceta de porcelana é testada individualmente, começando pelo dente distal. A glicerina pode ser utilizada como meio de cimentação temporário para a prova. A adaptação íntima, a margem e a cor de cada faceta de porcelana devem ser verificadas e as interferências nos movimentos excêntricos devem ser removidas. As facetas de porcelana são posteriormente acabadas e vidradas.

CEMENTAÇÃO DE FACETAS DE PORCELANAINA: A superfície interna das facetas de porcelana deve ser tratada com abrasão de partículas de ar. Depois, cada tratamento de superfície é seguido de um condicionamento ácido com ácido fluorídrico a 9%. Aplica-se um agente de acoplamento de silano na superfície interna do folheado durante 60 segundos e seca-se ao ar.

É colocado um fio de retração gengival nos dentes preparados para reduzir o fluxo de fluido crevicular. Durante o procedimento de cimentação, cada dente é condicionado com ácido fosfórico a 37% durante 15 segundos e, em seguida, a superfície de cada dente é enxaguada e seca suavemente. São aplicados o primário de dentina e o adesivo. Após a aplicação da colagem, é aplicada uma camada fina de cimento de resina composta de polimerização ligeira na superfície interna das facetas colocadas na superfície dentária preparada e polimerizada durante 40 segundos.

Apresentação do caso:[88]

Um paciente de 35 anos de idade apresentou-se com o desejo de melhorar a estética dos dentes frontais superiores e melhorar o sorriso. Ao exame extra-oral, apresentava-se sistemicamente saudável. O exame intra-oral revelou que ele tinha manchas brancas generalizadas e descoloração dos dentes. Pigmentação fisiológica ligeira da gengiva, espaçamento generalizado dos dentes anteriores superiores. Sem sinais de doença periodontal ou trauma de oclusão. **(Fig. 122)**

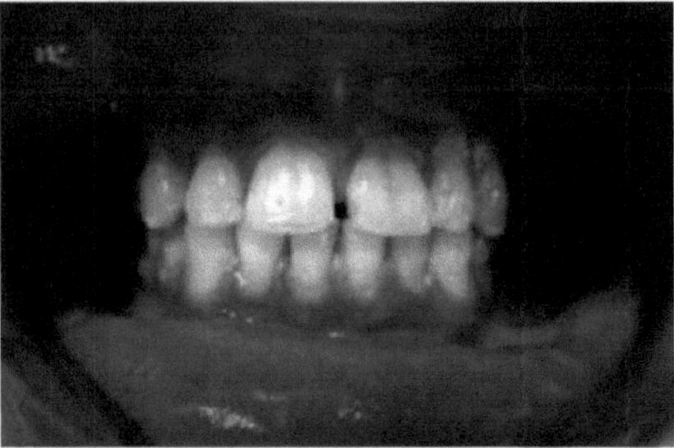

Fig. 122: Dentes anteriores descoloridos

Plano de tratamento - Profilaxia oral incluindo polimento. Após consulta com o paciente, foi decidido adotar uma abordagem minimamente invasiva para o desenho do sorriso, utilizando facetas de porcelana/laminados cerâmicos para os dentes anteriores do maxilar.

Procedimento pormenorizado

O armamentário para o procedimento foi apresentado. O zénite gengival foi observado. O comprimento e a largura de cada dente maxilar anterior foram registados. O espaçamento foi medido. Foi feito um guia de silicone para avaliação e orientação **(Fig. 123)**.

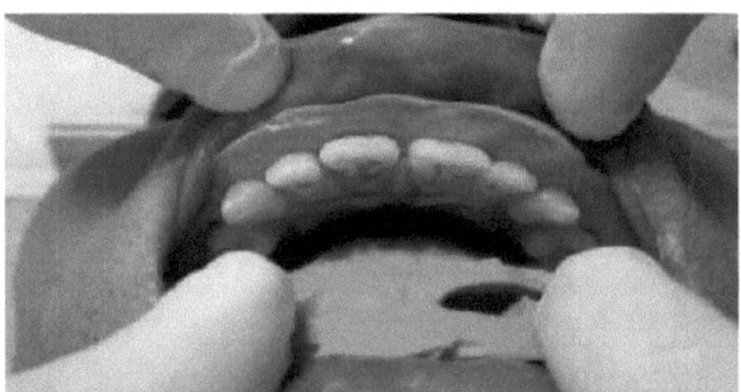

Fig. 123: Guia de massa de vidraceiro

A redução começou com o estabelecimento da forma da arcada; foram efectuados cortes de 0,5 mm de profundidade em todos os dentes. Os dentes foram preparados o mais minimamente possível, utilizando uma broca de diamante para a redução grosseira e uma broca de ponta redonda para as margens cervicais e colocação do cotovelo interproximal e preparação do invólucro lingual incisal. **(Fig. 124)**

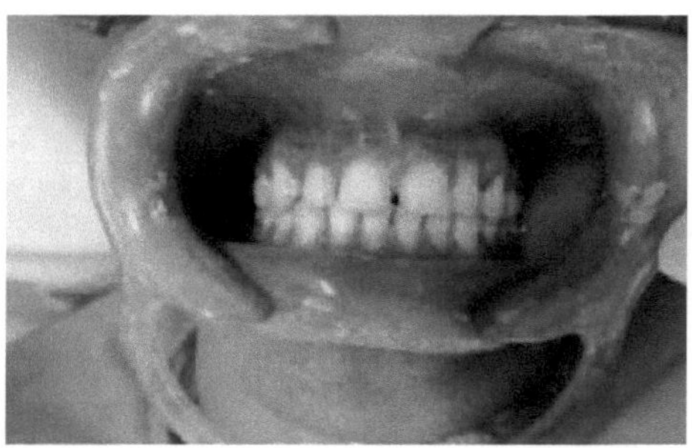

Fig. 124: Redução do dente

Foi conservado um esmalte significativo através de uma redução mínima de 0,5-0,75 mm na face vestibular. Foi utilizado um guia de redução de silicone para avaliar a quantidade de reduções na região incisal, média e cervical. As impressões foram feitas com material de impressão de silicone. Os moldes foram vazados e articulados.

Após a preparação das facetas, a prova do paciente foi efectuada no estado não vidrado, mas molhado em água na consulta seguinte. Depois de verificar a cor, a estética, a função e a fonética, as facetas foram enviadas para o laboratório para serem polidas. Quando regressaram do laboratório, as restaurações foram avaliadas quanto à integridade marginal no molde de trabalho recortado e nos modelos sólidos. As restaurações foram removidas e condicionadas com ácido fluorídrico a 4% durante 120 segundos cada, enxaguadas cuidadosamente com água corrente, secas e silanizadas com primário de porcelana. Os dentes receptores foram polidos com pasta de pedra-pomes. A cerâmica prensada foi utilizada no laboratório para a preparação de facetas.

Os preparos foram condicionados com ácido fosfórico a 32% durante 10 a 15 segundos, antes de serem cuidadosamente enxaguados e o excesso de água removido. Um agente de ligação de quinta geração foi aplicado copiosamente nos preparos e deixado penetrar na dentina durante 20 segundos. Os preparos foram então ligeiramente secos ao ar antes de serem polimerizados com uma luz LED de halogéneo durante 30 segundos. As restaurações foram revestidas internamente com o agente de ligação, mas não foram polimerizadas. Foi utilizado um cimento de cimentação de resina auto-adesiva de polimerização dupla para fixar as facetas no local. As restaurações foram então colocadas juntas e polimerizadas durante 2 segundos cada. O excesso de cimento foi removido e novamente fotopolimerizado durante 60 segundos em cada superfície.

Em seguida, as restaurações foram acabadas e polidas, e a oclusão foi ajustada para contactos cêntricos e orientação anterior **(Fig. 125)**.

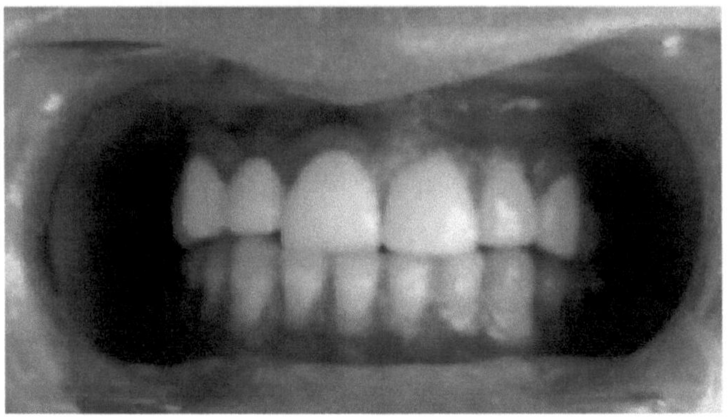

Fig. 125: Resultado final

RECENTE TENDÊNCIA EM FACETAS DE PORCELANA: LUMINEERS"[4,95]

As Lumineers são facetas de porcelana que podem ser feitas tão finas como uma lente de contacto e são colocadas sobre os dentes existentes sem necessidade de remoção dolorosa da estrutura dentária sensível, ao contrário das facetas tradicionais.**(Fig. 26)**

Os consumidores actuais estão mais propensos do que nunca a procurar a medicina dentária estética - mas esta maior consciencialização é acompanhada por uma aversão à dor associada à cirurgia dentária. Com LUMINEERS, não é necessária a remoção dolorosa da estrutura do dente, encorajando assim os pacientes a prosseguirem os seus objectivos de melhoria do sorriso.

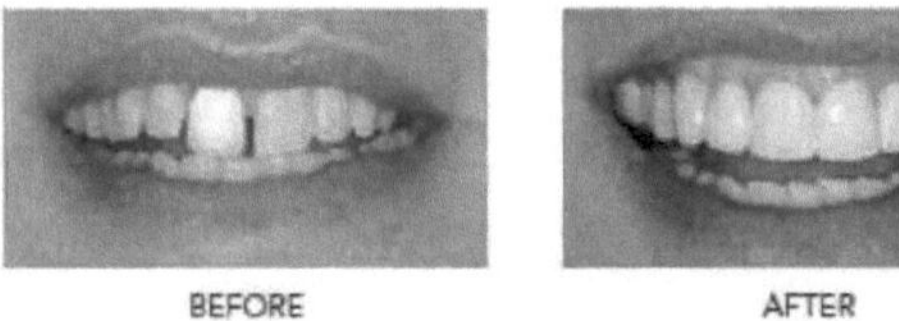

Fig. 126: Lumineers

As facetas foram consideradas como uma abordagem de tratamento mais conservadora do que as coroas totais, porque se pensava que a preparação dos dentes para as facetas

134

envolvia uma menor redução dentária do que as preparações de coroas totais. Embora isto possa ser tecnicamente verdade, na realidade, a tendência nos procedimentos convencionais de facetas é utilizar uma redução dentária muito agressiva, semelhante à das preparações de coroas de três quartos. A abordagem convencional requer anestesia local, tempo de tratamento considerável e todos os rigores da preparação dentária, tanto para o doente como para o dentista. Felizmente, foi desenvolvida uma abordagem verdadeiramente conservadora às facetas com muitas vantagens substanciais. Esta abordagem, frequentemente referida como a "técnica sem preparação", é caracterizada por pouca ou nenhuma preparação dos dentes. Em muitos casos, não há literalmente nenhuma preparação dos dentes e, em alguns casos, há um pequeno ajuste do esmalte em locais selecionados. De qualquer forma, esta abordagem às facetas é altamente simplificada e preserva a estrutura natural do dente.

INDICAÇÕES DOS LUMINEERS

* Fecho do diastema

* Dentes desalinhados

* Dentes descolorados

* Atrião, abrasão

* Cúspide fracturada e dentes lascados

* Extensão dos incisivos

PROCEDIMENTO DE COLOCAÇÃO:

A técnica LUMINEER No-Prep permite que os LUMINEERS sejam colocados sobre o

dentes sem a remoção de qualquer forma de estrutura dentária. É um facto comprovado que a ligação do esmalte à porcelana é uma ligação sólida e segura em comparação com a ligação da dentina à porcelana. **(Fig. 127)**

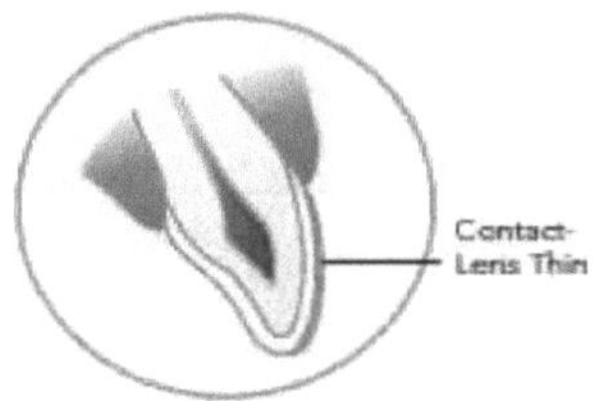

Fig. 127: Só é necessário um desgaste dentário de 0,3 - 0,5 mm

A Técnica de Contorno Mínimo LUMINEERS requer uma ligeira modificação do esmalte, mas nunca toca na dentina durante a colocação do LUMINEERS. Apenas 0,3 mm a 0,5 mm de esmalte é removido, causando insensibilidade no paciente e, por conseguinte, sem necessidade de qualquer anestesia. O contorno mínimo é normalmente utilizado quando os casos envolvem desalinhamento. O contorno mínimo requer a utilização de uma ampliação de 4X e de um diamante de carboneto canelado (Fig. **128**).

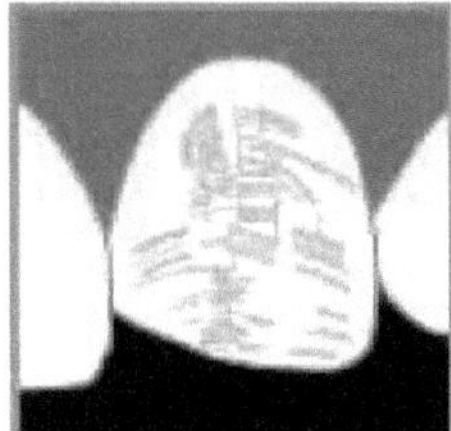

Fig. 128: Contorno do esmalte efectuado

A técnica LUMINEERS Full-Prep é mais frequentemente necessária quando é utilizada uma porcelana espessa. A técnica de preparação total foi desenvolvida para compensar a porcelana espessa disponível na altura. Pode ser feita grossa ou fina; a maioria dos pacientes, no entanto, prefere a fina

LUMINEERS devido à sua técnica não invasiva. É necessária uma marcação adicional para este processo, bem como anestesia e provisórios. E, como já foi referido, a colagem do esmalte à porcelana cria uma ligação sólida e segura em comparação com a colagem da dentina à porcelana. **(Fig. 29)**

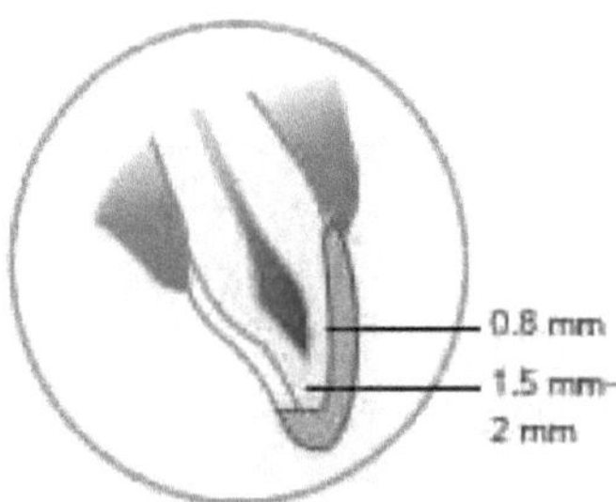

Fig. 129: Remoção de 0,8 a 2 mm de estrutura dentária saudável necessária

CAPÍTULO 10. RESTAURAÇÕES ESTÉTICAS ANTERIORES

As restaurações diretas em resina composta tornaram-se uma alternativa viável para pacientes que necessitam de procedimentos restauradores anteriores integrados aos demais dentes que compõem o sorriso, principalmente por apresentarem resultados estéticos satisfatórios e mínimo desgaste da estrutura dentária.

As melhorias tecnológicas ocorreram em resposta à crescente procura da estética florestal dos pacientes e à consequente procura dos clínicos por materiais com caraterísticas ópticas semelhantes às dos dentes naturais. As recentes resinas compostas apresentam uma grande variedade de cores e efeitos, o que permite diferentes combinações de translucidez e opacidade. Além disso, são mais fáceis de manusear e inserir, e facilitam a escultura da anatomia dentária. Diante dessas melhorias, as intervenções com resinas compostas têm possibilitado o restabelecimento de detalhes específicos e individuais existentes na dentição natural, de forma satisfatoriamente estética e praticamente impercetível à visão humana.

TÉCNICA CLÍNICA PARA RESTAURAÇÕES DIRECTAS DE COMPÓSITO DE CLASSE III[63]

A substituição de restaurações anteriores descoloradas por resina composta constitui uma das maiores percentagens da dentisteria restauradora estética (Fig. **130**).

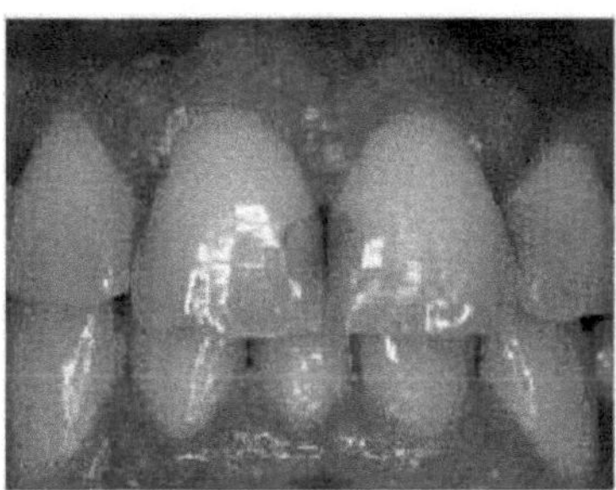

Fig. 130: Defeito cariado de classe III

SEPARAÇÃO CONVENCIONAL DE CAVIDADES DE CLASSE III

A preparação da cavidade é efectuada utilizando uma broca redonda no ^{X}A, 1 ou 2. A forma de contorno é preparada na superfície da raiz, estendendo as paredes externas perpendicularmente à superfície da raiz. A profundidade axial inicial é mantida em 0,75 mm. O acesso é melhorado abrindo a preparação ligeiramente para o aspeto facial ou lingual, dependendo da abordagem. As margens da superfície cavo apresentam um ângulo de 90 graus e proporcionam juntas de topo entre o dente e o material compósito. **(Fig. 131)**

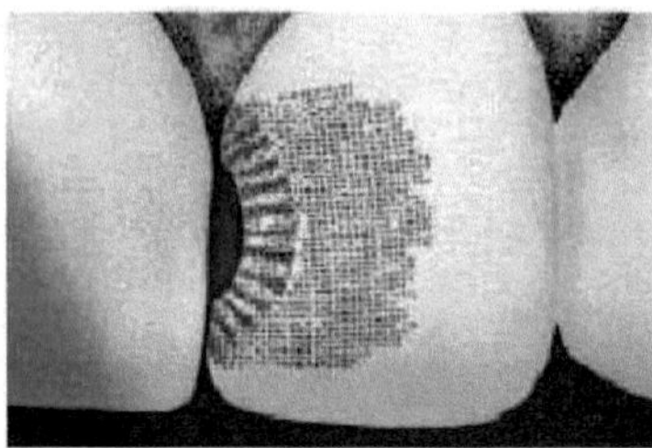 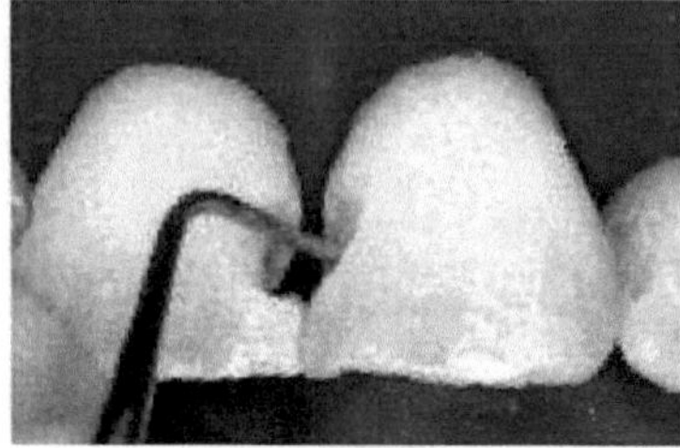

Fig. 131: Cavidade convencional de classe III

PREPARAÇÃO DE CAVIDADES CLASSE III CONVENCIONAL BISELADA

Este desenho é indicado para substituir uma restauração antiga não adesiva existente, como o si licato ou a resina acrílica ou a resina composta. Também pode ser efectuado para uma grande lesão cariosa de classe III que necessite de maior resistência e retenção. O preparo convencional biselado é caracterizado por paredes externas que são perpendiculares à superfície do esmalte, com a margem do esmalte biselada. Os ângulos da linha axial podem ou não ser de profundidade pulpar uniforme, variando conforme a espessura da porção de esmalte da parede externa **(Fig. 132)**.

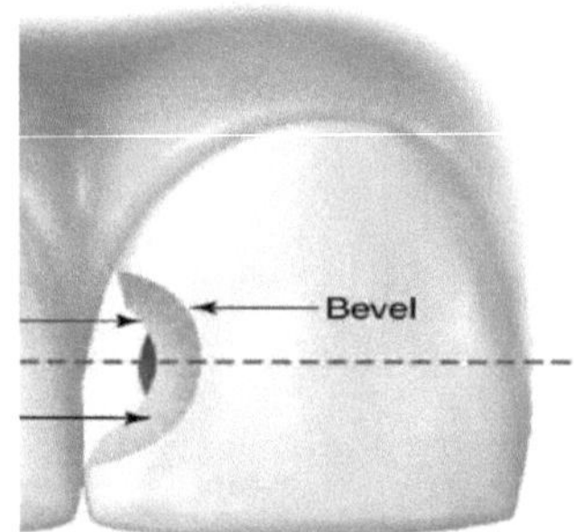

Fig. 132: Cavidade classe III biselada

PREPARAÇÃO CAVITÁRIA DE CLASSE III MODIFICADA

Este desenho é indicado para lesões cariosas pequenas a moderadas e baseia-se na extensão da cárie. É efectuada da forma mais conservadora possível e, de preferência, a partir da abordagem lingual.

138

O desenho da preparação parece ser em forma de concha ou côncavo. A profundidade é normalmente limitada a 0,2 mm na dentina. Os biséis podem ser colocados na margem do esmalte quando necessário, utilizando um diamante em forma de chama. As paredes da preparação divergem externamente da profundidade axial de uma forma côncava, criando uma margem biselada ou alargada, conservando ao mesmo tempo a estrutura interna do dente. **(Fig. 133)**

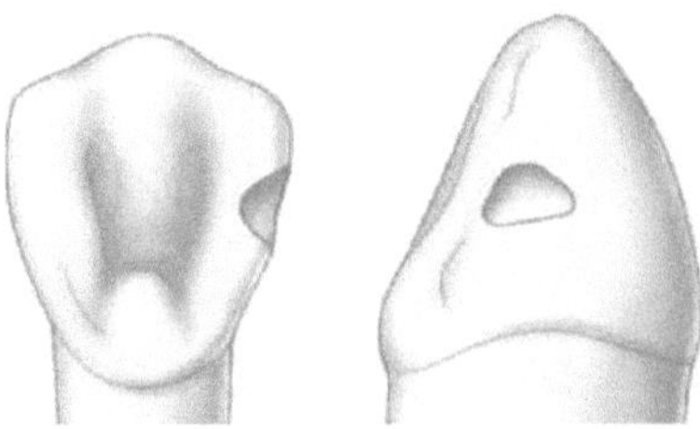

Fig. 133: Preparo cavitário classe III modificado

TÉCNICA DE RESTAURAÇÃO:

O ataque ácido deve ser efectuado durante 15 a 20 segundos, dependendo das instruções do fabricante. Embora 5to10 segundos de pulverização de ar/água devam ser suficientes, se o meio de ataque for um gel, pode ser necessário o dobro do tempo para remover completamente o ácido. **(Fig. 134)**

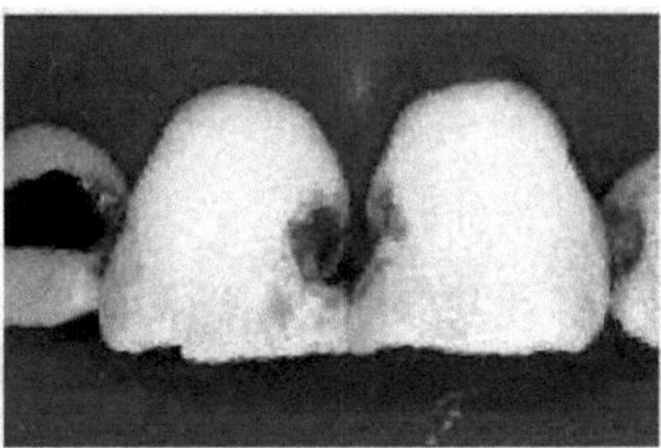

Fig. 134: Camada de condicionador aplicada

Dependendo da técnica utilizada, são utilizadas várias camadas de agente de ligação à dentina em dentina húmida ou seca. A quantidade de secagem ao ar e de polimerização também dependerá das instruções específicas do fabricante, no entanto, a superfície deve ser ligeiramente polida antes da polimerização. Uma superfície com brilho adequado será um fator importante na redução da sensibilidade. Utilize um jato de ar suave para assegurar uma camada fina do agente de ligação. De seguida, polimerize a superfície vestibular e lingual durante 20 segundos cada. A tonalidade pré-selecionada da resina composta é aplicada com um instrumento antiaderente de ligação fina, em pequenos incrementos e polimerizada camada a camada. Uma tira de matriz de mylar é mantida solta para assegurar a separação e a espessura adequada para um acabamento correto. Polimerizar cada camada durante 60 segundos, tanto labial como lingualmente, à medida que cada incremento de material compósito é aplicado. O acabamento labial final é efectuado com brocas de carboneto. **(Fig. 135)**

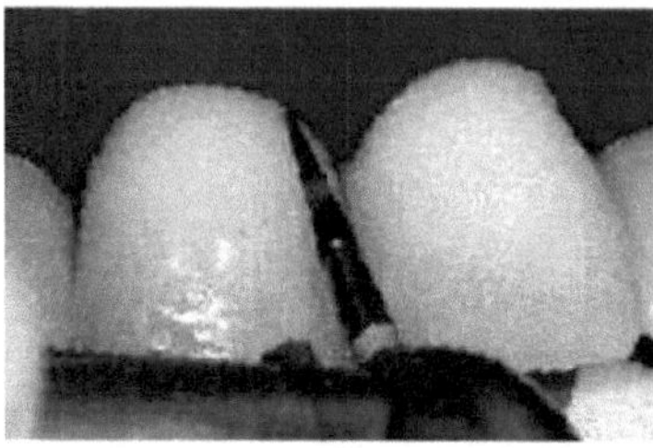
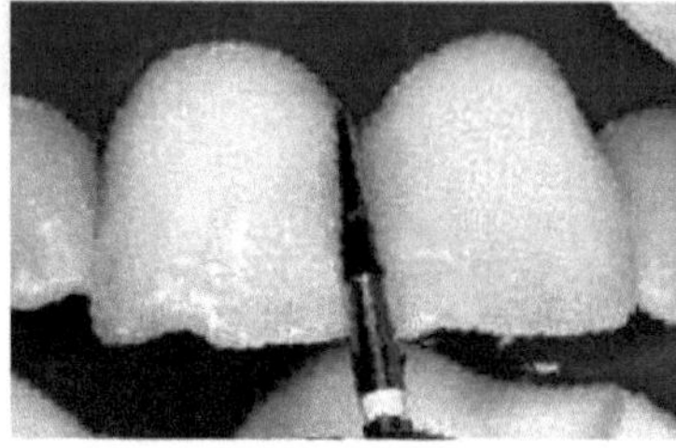

Fig. 135: Acabamento labial

As margens cervical, interproximal e lingual devem seguir o acabamento final. A oclusão final é verificada com um papel de articulação microfino. São feitos ajustes oclusais. O polimento final é efectuado com discos de polimento **(Fig. 136)**.

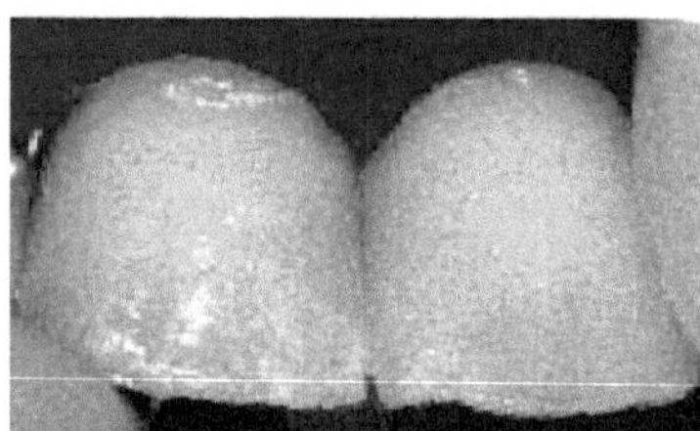
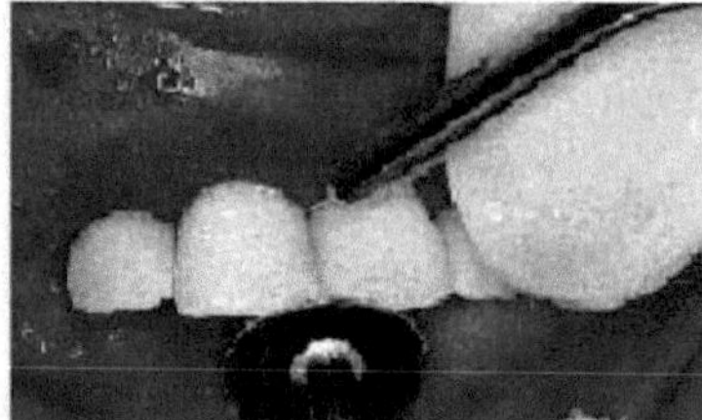

Fig. 136: Acabamento final

TÉCNICA CLÍNICA PARA RESTAURAÇÕES DIRECTAS DE COMPÓSITO DE CLASSE IV[63]

A restauração de compósito de Classe IV proporcionou à profissão um tratamento conservador para restaurar dentes anteriores fracturados, defeituosos ou com envolvimento precário, quando, anteriormente, uma coroa de porcelana poderia ter sido o tratamento de escolha.

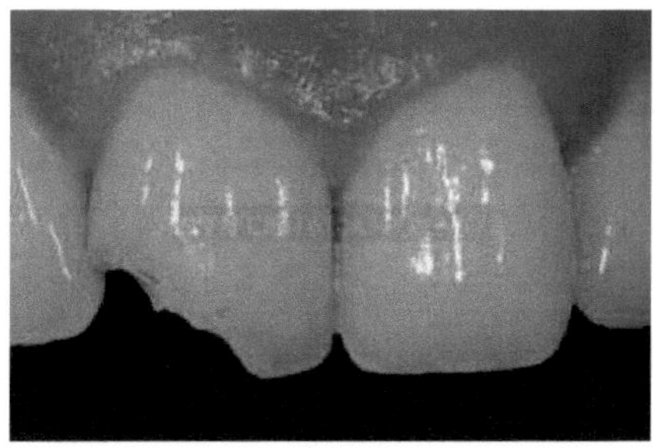

Fig. 137: Defeito de classe IV

Além disso, para proporcionar uma retenção adicional em áreas de elevada tensão, os chanfros do esmalte podem ser aumentados em largura para proporcionar uma maior área de superfície para a gravação, resultando numa ligação mais forte entre o compósito e o dente.

O preparo dentário convencional biselado geralmente é indicado para grandes restaurações de Classe IV, enquanto o preparo dentário modificado é indicado para necessidades menores de Classe IV.

PREPARAÇÃO CONVENCIONAL DA CLASSE IV

Qualquer porção de restauração de Classe IV que se estenda até à raiz requer uma margem superficial de 90° e uma possível forma de retenção do sulco, independentemente de se utilizar um desenho de preparação convencional ou modificado biselado para a porção da preparação na coroa do dente **(Fig. 138)**.

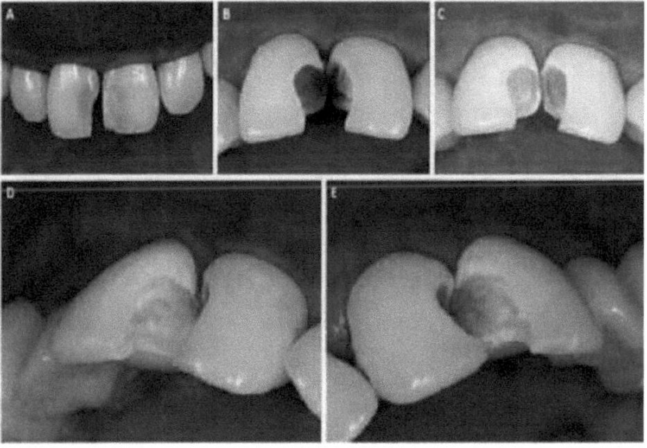

Fig. 138: Preparação convencional de classe IV

PREPARAÇÃO CONVENCIONAL BISELADA DA CLASSE IV

O preparo dentário convencional chanfrado de Classe IV é indicado para restaurar grandes áreas proximais que também incluem a superfície incisal de um dente anterior (Fig. **139**).

Para além da margem de esmalte gravada, a retenção do material de restauração em compósito em preparos dentários de Classe IV convencionais biselados pode ser obtida através de sulcos ou outros cortes inferiores, extensões em cauda de andorinha, pino roscado ou uma combinação destes.Uma extensão arbitrária em cauda de andorinha sobre a superfície lingual do dente pode aumentar a resistência e a retenção da restauração, mas é menos conservadora e, por isso, não é utilizada com frequência. Prepare as paredes o mais possível paralelas e perpendiculares ao longo eixo do dente. Escave qualquer dentina infetada remanescente como o primeiro passo da preparação final do dente.

O bisel é preparado num ângulo de 45 graus em relação à superfície externa do dente com um instrumento de diamante em forma de chama ou redondo.

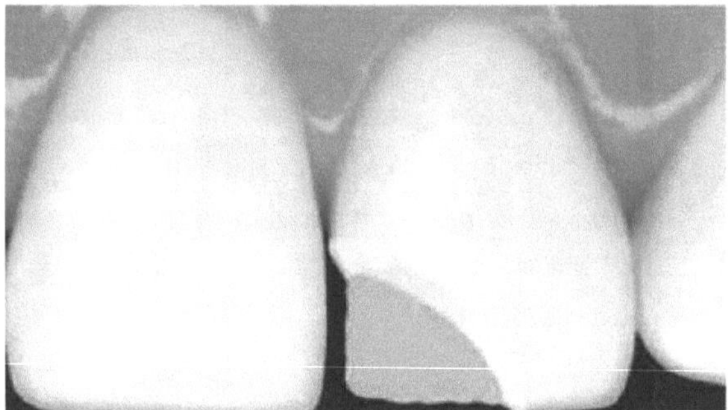

Fig. 139: Preparação classe IV biselada

PREPARAÇÃO MODIFICADA DA CLASSE IV

O preparo Classe IV modificado para compósito é indicado para lesões Classe IV pequenas ou moderadas ou defeitos traumáticos. O objetivo da preparação do dente é remover a menor quantidade possível de estrutura dentária, ao mesmo tempo que se remove o defeito e se proporcionam formas de retenção e resistência adequadas. **(Fig. 140)**

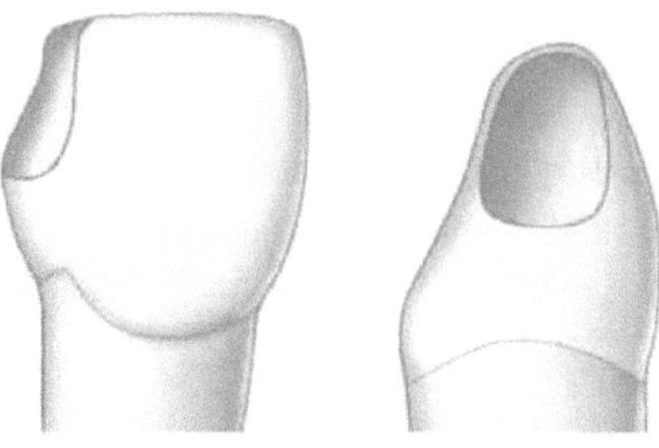

Fig. 140: Preparação de classe IV modificada

TÉCNICA DE RESTAURAÇÃO:

GRAVAÇÃO, APLICAÇÃO DE PRIMÁRIO E COLOCAÇÃO DE ADESIVO

Em primeiro lugar, a superfície proximal do dente adjacente não preparado deve ser protegida contra o condicionamento inadvertido através da colocação de uma tira de poliéster. Aplica-se um gel condicionador em toda a estrutura dentária preparada, aproximadamente 0,5 mm para além das margens preparadas no dente adjacente não preparado.

Normalmente, o condicionador é deixado sem ser perturbado durante 15 a 30 segundos. **(Fig. 141)** A área é lavada para remover o condicionador. Se a dentina estiver exposta, em vez de secar ao ar a área lavada, pode ser melhor utilizar um algodão húmido, uma escova descartável ou um lenço de papel para remover o excesso de água. Se a área estiver seca, pode ser lavada novamente com água ou com o glumadensisitizer. Em última análise, a superfície da dentina deve permanecer húmida, como evidenciado por um aspeto brilhante.

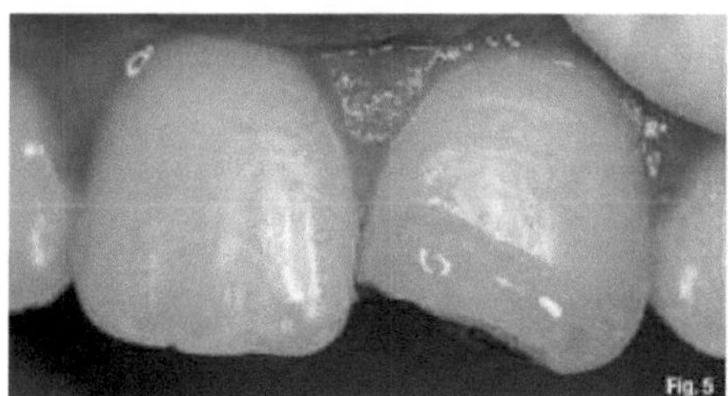

Fig. 141: Aplicação do condicionador

O primário deve ser aplicado em todas as superfícies preparadas com um microbrush ou um aplicador adequado, de acordo com as instruções do fabricante.

Se o sistema de ligação não combinar o primário e o adesivo, o adesivo de ligação é

143

aplicado de seguida, utilizando um microbrush ou outra ponta aplicadora adequada. (**Fig. 142**) Devem ser feitos todos os esforços para evitar que o adesivo se acumule em áreas remotas da preparação. Quando aplicado, o adesivo é ligeiramente seco com a seringa de ar para evaporar o solvente e eliminar qualquer água nos sistemas de ligação auto-condicionantes.

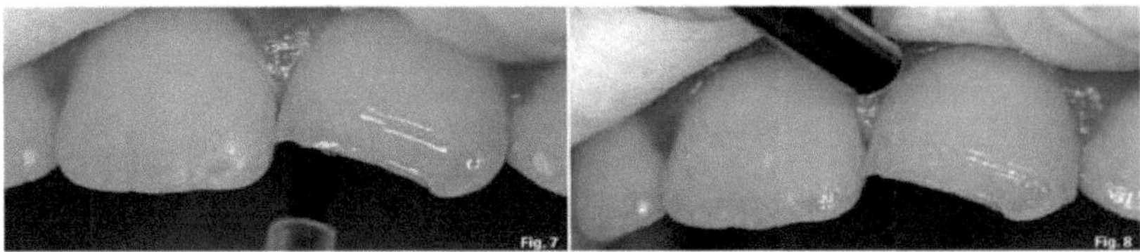

Fig. 142: Agente de ligação aplicado

Após a aplicação e cura do adesivo de ligação, inserir o compósito e curar em incrementos para assegurar a polimerização completa e possivelmente reduzir o efeito da contração da polimerização.

A inserção é melhor efectuada com um instrumento manual, embora possa ser utilizada uma seringa. Uma vez que o compósito fotopolimerizável tem a vantagem de ter um tempo de trabalho prolongado, o material pode ser manipulado e moldado até um grau considerável antes da polimerização. Após a polimerização, remover a tira (Fig. **143**).

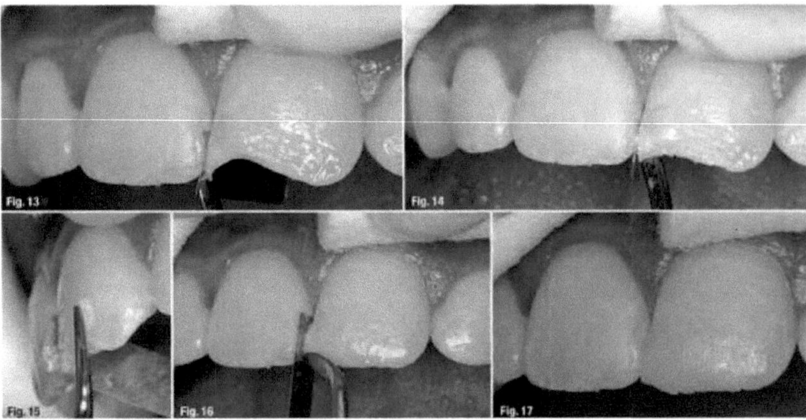

Fig. 143: Matrix strip aplicada e colocação de compósito com instrumentos manuais

Para garantir uma polimerização óptima, cure a restauração a partir das direcções facial e lingual. As margens cervicais, interproximais e linguais são acabadas com brocas de acabamento. A oclusão final é verificada com um papel de articulação microfino. São efectuados ajustes oclusais. O polimento final é efectuado com discos de polimento.

GESTÃO ESTÉTICA DE CLASSE IV UTILIZANDO COMPÓSITO MULTICAMADA

MÉTODO PUTTY INDEX[97]

Esta técnica envolve a técnica de camadas policromáticas para restaurar a cavidade de classe IV com restauração direta de compósito utilizando o método clássico de índice de massa. **(Fig. 144)**

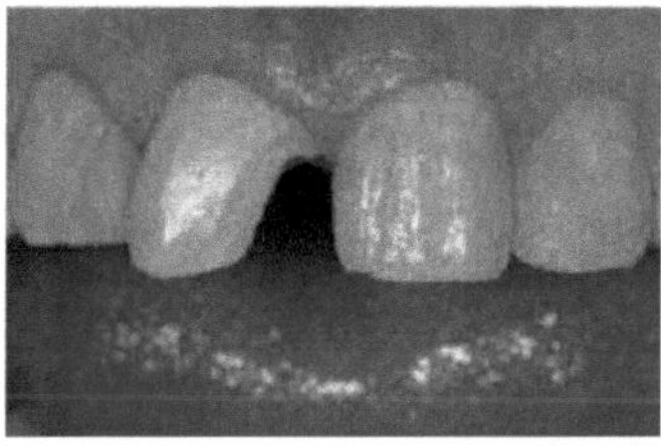

Fig. 144: Defeito de classe IV

É restaurada com uma restauração direta de compósito utilizando uma técnica de camadas policromáticas. No início do tratamento, a análise estética deve ser realizada no dente húmido com a seleção da cor opaca da dentina e da cor translúcida do esmalte do sistema de compósitos. A área fracturada da obturação de compósito no dente é temporariamente substituída por um novo compósito para que um contorno palatino e incisal completo possa ser registado com um índice de silicone **(Fig. 145).**

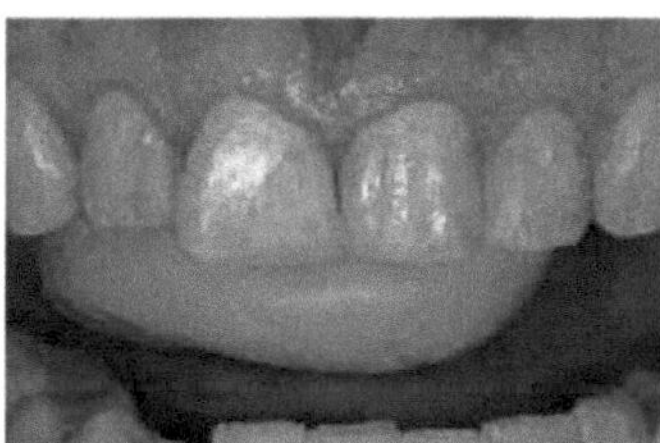

Fig. 145: Fabrico do índice de silício

Com esta ajuda de moldagem, o contorno palatino e incisal do dente pode ser facilmente recriado ao fabricar a restauração definitiva. O índice de silicone fornece um limite para os contornos exteriores da restauração na direção incisal e palatina, dando a oportunidade de os tons individuais de compósito opaco e translúcido poderem ser aplicados na espessura correta da camada na posição apropriada, utilizando uma técnica de estratificação policromática.

O índice de silicone é estendido a um mínimo de um dente vizinho de cada lado em para garantir um suporte adequado. A impressão deve ser perfeita na área do dente a ser restaurado **(Fig. 146).**

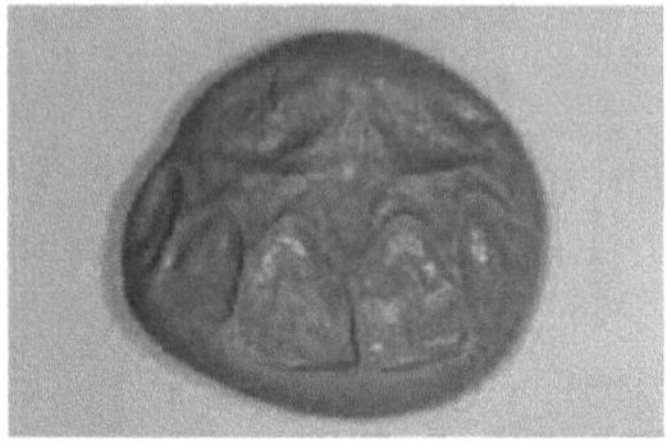

Fig. 146: Verificação do índice de silício quanto a imperfeições

Depois de fabricar e verificar o índice de silicone, o antigo enchimento composto é removido. Tanto as margens do preparo como o rebordo incisal são subsequentemente biselados nas superfícies labiais esteticamente importantes com uma broca de diamante de acabamento de grão fino para proporcionar um bisel longo (aprox. 2,5 mm) **(Fig. 147).**

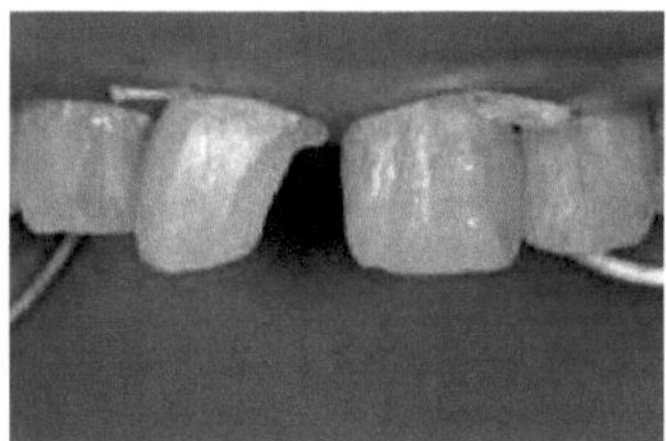

Fig. 147: Biselamento das margens do defeito

O bisel longo permite uma transição harmoniosa da cor do compósito para a substância do dente. Apenas um bisel curto (0,5 mm a 1 mm) é efectuado no lado palatino, que não é visível. O índice de silicone é marcado com um explorador ao longo do comprimento da margem do preparo palatino, a fim de determinar posteriormente a quantidade correta de compósito a colocar, bem como as dimensões corretas. O dente é preparado simultaneamente com a aplicação do condicionador, enxaguado após 15 segundos e depois o agente de ligação é aplicado e polimerizado. **(Fig. 148)**

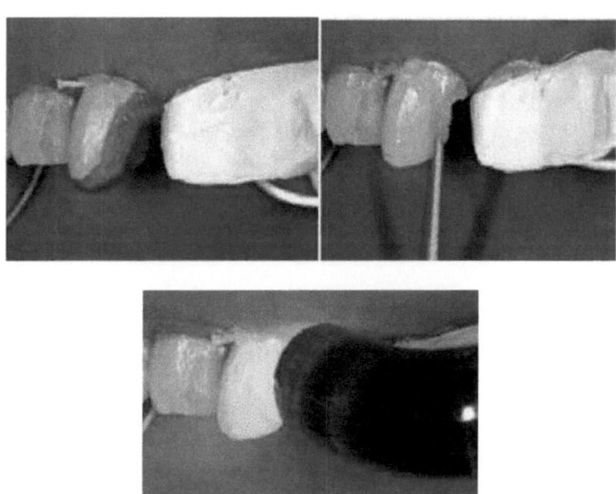

Fig. 148: Condicionador, agente de ligação aplicado na superfície do dente e polimerizado.

O índice de silicone carregado com uma camada fina (aprox. . 0,5mm) da cor do esmalte que é aplicada extra-oralmente **(Fig. 149),** é cuidadosamente pressionado contra o lado palatino do dente preparado.

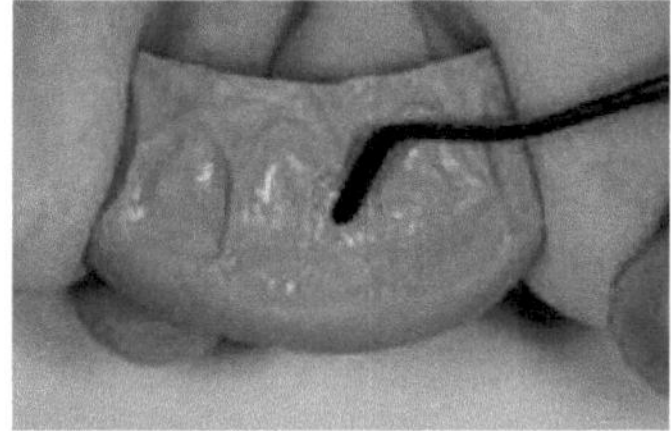

Fig. 149: Cor do esmalte carregada no índice de silicone

A adaptação sem lacunas é verificada nos dentes vizinhos antes de a primeira camada de compósito ser curada com uma luz de polimerização. Após a remoção do índice de silicone, as superfícies de orientação palatinas e a posição correta do bordo incisal, ambas feitas de esmalte, são facilmente reconhecíveis. Como preparação para a construção da área mesialproximal, uma matriz transparente é colocada no espaço interdentário juntamente com uma cunha de madeira para a fixar. **(Fig. 150)**

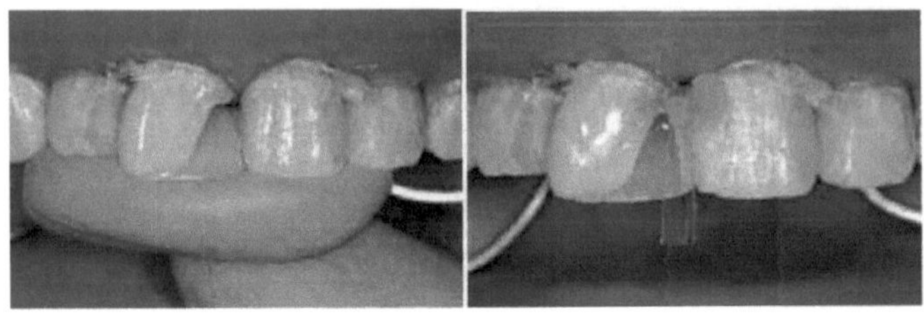

Fig. 150: Índice de massa com compósito aplicado no lado palatino do dente.
Posteriormente foi aplicada uma matriz transparente e cunhas.

A superfície proximal é construída no contorno exato com a cor do esmalte e depois polimerizada. A matriz pode ser removida após a polimerização da área proximal da restauração para facilitar a aplicação e a modelação de novos incrementos. Forma-se agora um molde de compósito de esmalte que, subsequentemente, só deve ser preenchido com a cor da dentina e o esmalte labialmente e curado em simultâneo (Fig. 151).

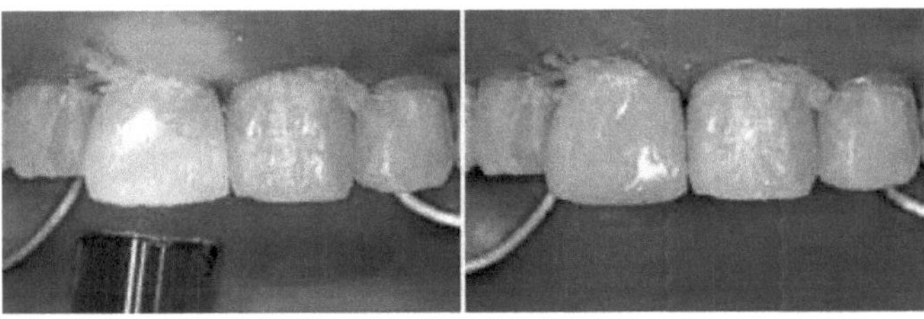

Fig. 151: Camadas de compósito adicionadas e polimerizadas

Nesta altura, a cor de dentina adequada é aplicada em camadas e polimerizada para formar a estrutura intra-dentária. A restauração é terminada com brocas de diamante fmegrito após a remoção do dique de borracha.

GESTÃO ESTÉTICA CONSERVADORA DE DIASTEMAS DA LINHA MÉDIA UTILIZANDO RESTAURAÇÕES DIRECTAS DE RESINA COMPOSTA[63]

A presença de diastemas entre os dentes anteriores é um problema estético para alguns pacientes. O local mais frequente de diastema é entre os incisivos centrais superiores. **(Fig.** 152) O tratamento estético do diastema da linha média é feito utilizando o aumento direto com compósito das superfícies proximais.

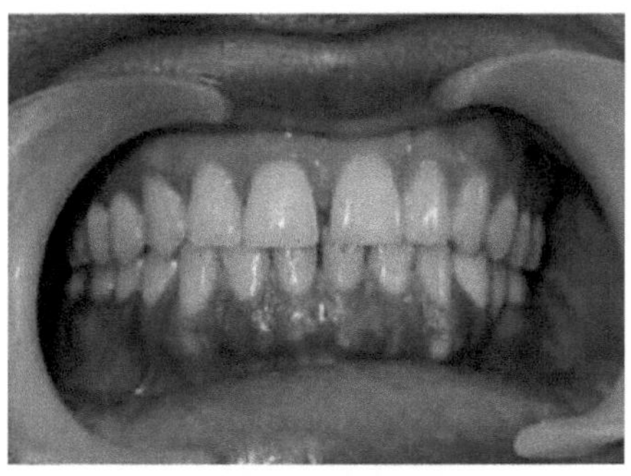

Fig. 152: Diastema da linha média

Após a limpeza dos dentes e a seleção da cor, utiliza-se um calibre holey ou outro calibrador adequado para medir a largura do diastema e dos dentes individuais. Recomenda-se o uso de rolos de algodão em vez de diques de borracha para isolamento, devido à importância de relacionar o contorno da restauração diretamente com o tecido proximal. É utilizado um instrumento de diamante para desbastar a superfície do esmalte, estendendo-se do ângulo da linha facial ao ângulo da linha lingual. O esmalte é condicionado com ácido aproximadamente 0,5 mm para além da superfície preparada e rugosa. O ácido não deve fluir para a fenda gengival. Após enxaguamento e secagem, o esmalte deve apresentar um aspeto fosco. Uma tira de poliéster é contornada e colocada proximalmente com o aspeto gengival da tira a estender-se abaixo da crista gengival. Uma tira é mantida no aspeto lingual do dente a ser restaurado enquanto a extremidade facial é reflectida para acesso. Após a aplicação do agente de ligação de resina, o compósito é colocado com um instrumento manual. O compósito fotopolimerizável é curado durante 40 segundos, embora o tempo possa variar consoante o tipo e a espessura do compósito utilizado. Quando a polimerização estiver completa, a tira é removida. É dada especial atenção à pressão do material para assegurar a confluência com a superfície lingual. A matriz é suavemente fechada facialmente, começando pelo aspeto gengival. Deve ter-se o cuidado de não puxar a tira com demasiada força, porque a restauração resultante pode ficar subcontornada facialmente ou mesiodistalmente, ou ambas. **(Fig. 153)**

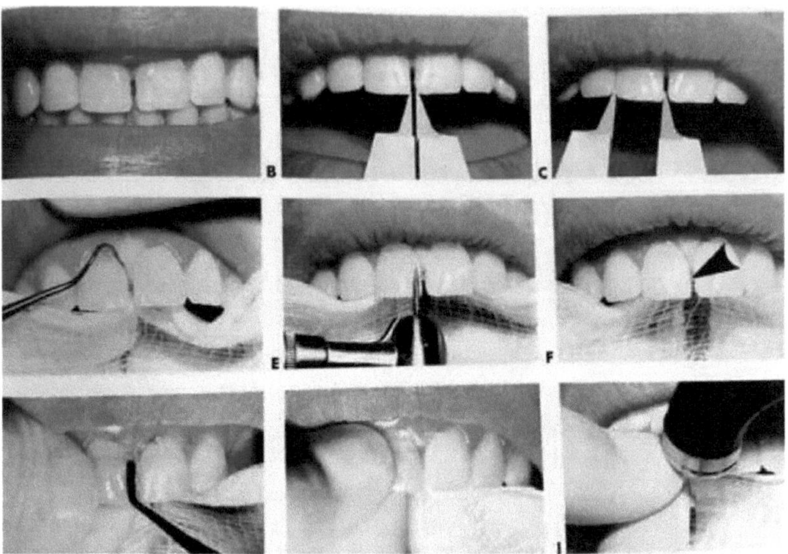

Fig. 153: O calibre de Boley é utilizado para avaliar o espaçamento entre os dentes isolados com rolos de algodão. Utiliza-se uma broca em forma de chama para desbastar as extremidades proximais. O compósito é inserido com um instrumento manual. A tira de matriz é fechada com o polegar e o indicador. Adição de compósito curada.

A tira de acabamento é utilizada para finalizar o contorno da primeira adição. O contorno e o acabamento são efectuados com brocas de acabamento de carboneto adequadas, diamantes finos ou discos abrasivos. O polimento final é adiado até que a restauração contralateral esteja concluída. Não devem estar presentes saliências. A remoção do cordão de retração gengival facilita a inspeção e o alisamento desta área. O uso de um fio dental não encerado verifica se a margem gengival está correta e lisa, se não houver desgaste do fio. Após o condicionamento ácido, o enxaguamento e a secagem, a segunda restauração está concluída. Pode obter-se um contacto proximal apertado deslocando o segundo dente a ser restaurado na direção distal enquanto se mantém a matriz em contacto com a restauração adjacente.

O contorno é efectuado com brocas de carboneto e tiras de acabamento. O brilho final é obtido com pasta de polimento aplicada com taça profiláctica com peça de mão de baixa velocidade. **(Fig. 154)**

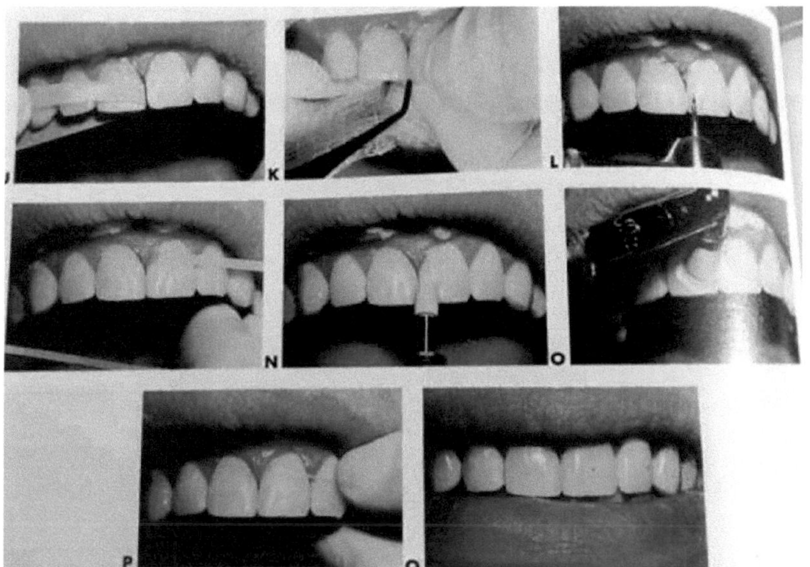

Fig. 154: Tira de acabamento utilizada para finalizar o contorno da primeira adição. Broca de acabamento em forma de chama usada para contornar a restauração. Tira de acabamento usada para suavizar as áreas subgengivais. Restauração polida com ponta abrasiva de borracha. Brilho final obtido com pasta de polimento aplicada com taça profiláctica.

TRATAMENTO ESTÉTICO CONSERVADOR DO DIASTEMA DA LINHA MÉDIA UTILIZANDO O MÉTODO DO ÍNDICE DE MASSA [98]

Outra técnica para a restauração do diastema da linha média (Fig. 155) é baseada no método do índice de massa.

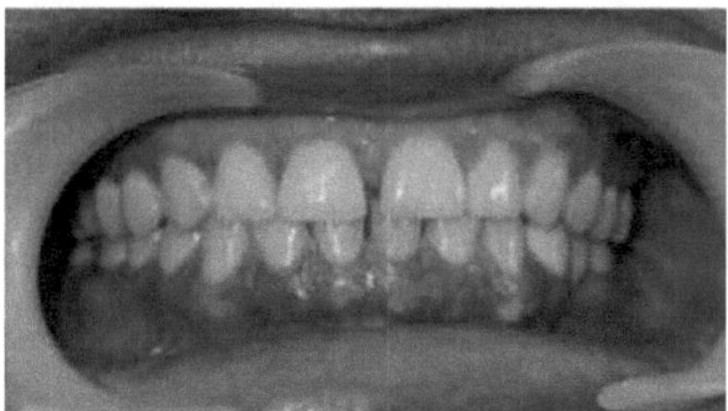

Fig. 155: Vista pré-operatória

São efectuadas impressões de diagnóstico de ambas as arcadas em material hidrocolóide irreversível al para fabricar moldes de diagnóstico **(Fig. 156)**. A linha média dentária é anotada, correspondendo à linha média facial do doente. É feita uma maqueta em cera e mostrada ao doente **(Fig. 157)**. Antes de iniciar o procedimento, é feito um índice de massa de silicone palatal **(Fig. 158)**. É feito para ajudar a orientar a aplicação da primeira camada de compósito palatino.

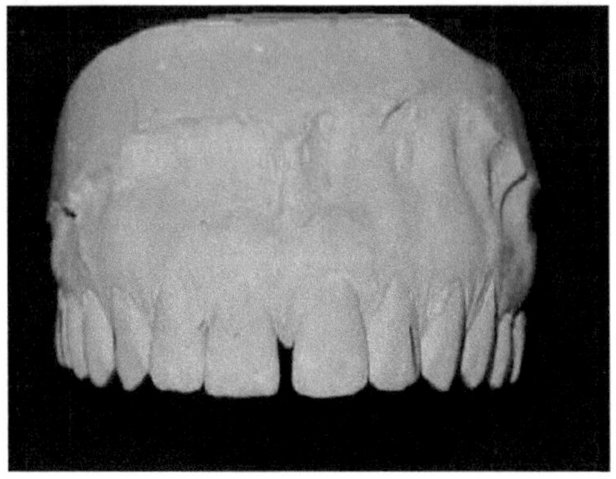

Fig. 156: Molde de diagnóstico

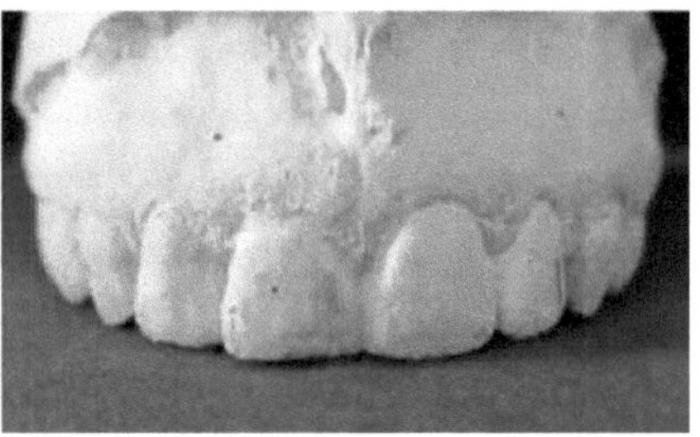

Fig. 157: Maquete de cera

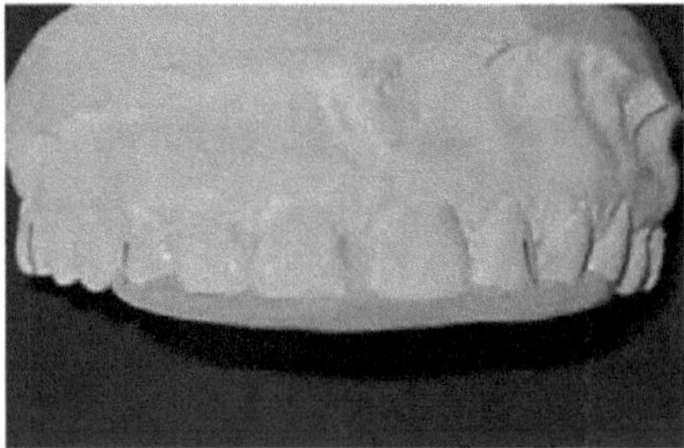

Fig. 158: Índice de massa de silicone

Para o procedimento de colagem direta de resina, as superfícies dentárias dos dentes anteriores superiores são limpas com uma pasta de pedra-pomes fina. Embora o espaço de 1,5 mm ou menos possa ser restaurado com sucesso utilizando uma cor de esmalte relativamente translúcida, são utilizadas várias cores/opacidades de compósitos de resina para corresponder com exatidão não só à cor única, mas também à estrutura dentária adjacente. O esmalte nas superfícies mesiais dos incisivos centrais é tratado com ácido fosfórico a 37% durante 30 segundos. Após enxaguamento e secagem, o agente de ligação foi aplicado de acordo com as instruções do fabricante e polimerizado durante 10 segundos utilizando uma unidade de polimerização LED.

A primeira camada de compósito palatino é aplicada com a ajuda de um índice de massa de silicone como guia. O dente adjacente foi separado utilizando tiras de Mylar. O compósito é colocado e polimerizado utilizando uma técnica de camadas para simular a cor e a translucidez naturais do dente **(Fig. 159)**. Cada camada é fotopolimerizada durante 40 segundos nas direcções facial e lingual. Os contornos faciais e incisais são então estabelecidos. Deve ter-se o cuidado de obter o contorno proximal desejado, especialmente na área do contorno gengival. O acabamento e o polimento da restauração são efectuados com discos de polimento **(Fig. 160 e 161)** na sequência recomendada pelo fabricante.

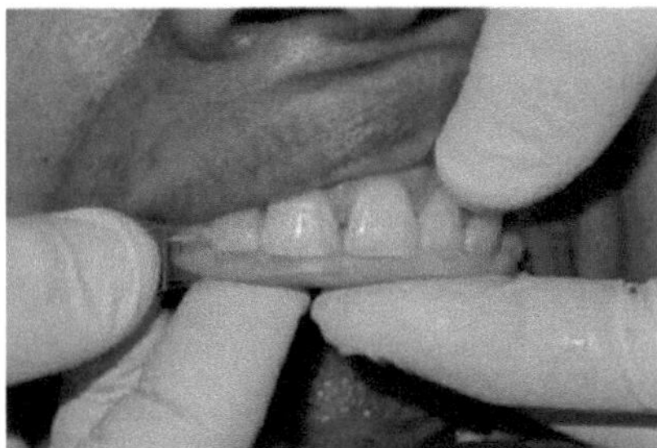

Fig. 159: Compósito colocado utilizando a técnica de estratificação

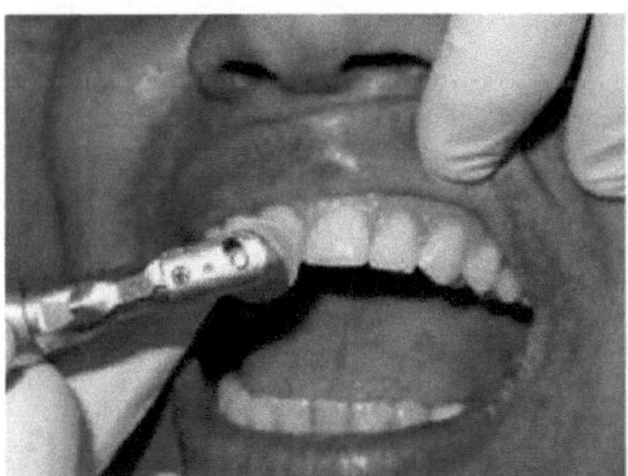

Fig. 160: Acabamento e polimento

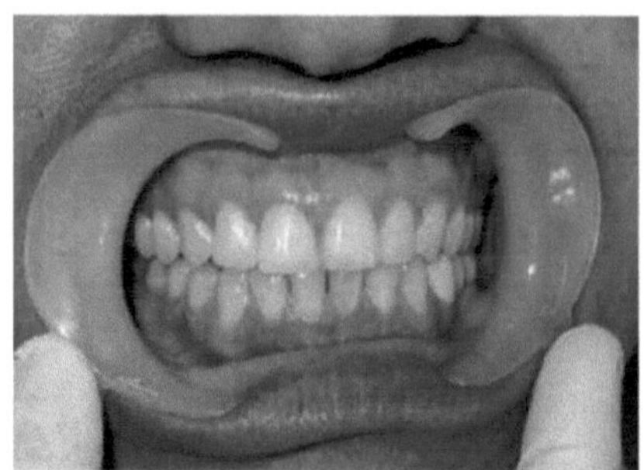

Fig. 161: Imagem pós-operatória

TRATAMENTO ESTÉTICO CONSERVADOR DE PINOS LATERAIS UTILIZANDO RESTAURAÇÕES DIRECTAS DE RESINA COMPOSTA"

Um peg lateral é definido como "um incisivo lateral maxilar afilado e subdimensionado" (Glossário de termos protéticos, 1990) que pode estar associado a outras anomalias dentárias, como a transposição de caninos e dentes decíduos retidos em excesso. **(Fig. 162)** O Peg lateral pode ser tratado esteticamente com restaurações diretas de resina composta.[6]

Uma restauração direta com compósito pode ser uma alternativa bem sucedida a procedimentos mais invasivos e dispendiosos quando se trata de restaurar um incisivo com uma forma invulgar. Este tipo de medicina dentária estética representa uma das poucas ocasiões em que os pacientes podem avaliar razoavelmente a qualidade do trabalho efectuado. É uma fonte de satisfação profissional quando o operador é o único responsável por uma restauração que melhora o sorriso de uma pessoa.

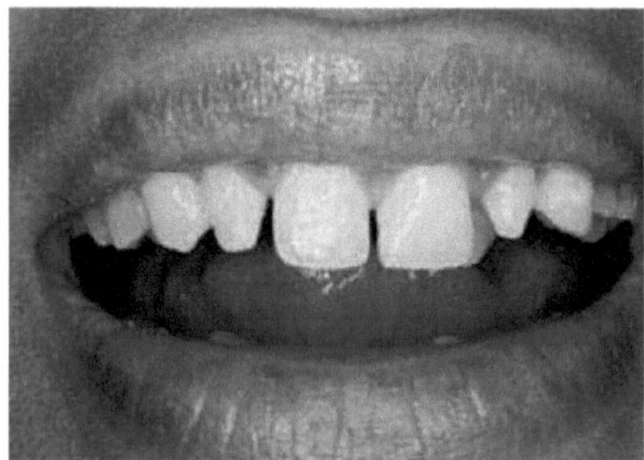

Fig. 162: Peg lateral

TRATAMENTO:

O primeiro passo numa reconstrução y consiste em determinar a cor e a opacidade utilizando maquetas de resina composta. Trata-se de um procedimento de tentativa e erro, em que vários materiais são posicionados e curados no local. O dente é limpo com uma taça de borracha e pedra-pomes e com uma broca de cano rombo à volta da margem cervical. O esmalte é gravado e lavado e o adesivo é aplicado e curado (Fig. **163**).

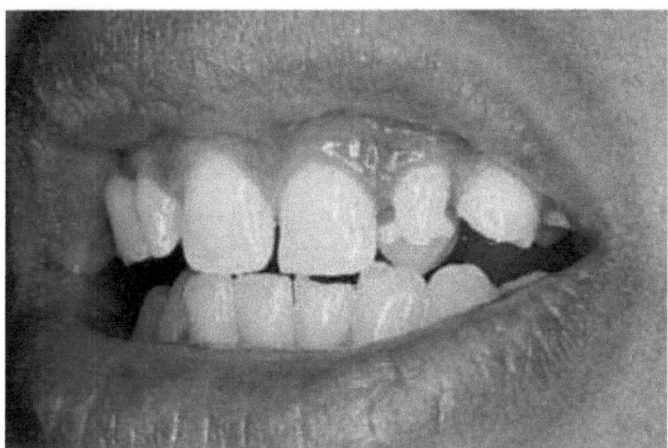

Fig. 163: Asas de compósito aplicadas na cavilha lateral

Angulação das paredes proximais: Um dilema quando qualquer tipo de restauração proximal anterior se estende até ao bordo incisal é o facto de uma tira de matriz plástica ter de ser puxada à força contra o dente. Isto é necessário para conseguir um contacto íntimo do material com o esmalte e para evitar saliências na margem gengival, mas também pode subcontornar o dente e impedir qualquer contacto com o seu vizinho. Para ultrapassar este problema, o compósito é extrudido a partir de cada uma das superfícies aproximadas, perto da incisal, em direção aos dentes adjacentes e curado de forma incremental. Estas asas podem ser usadas mais tarde para suportar as tiras de matriz e angulá-las diagonalmente lly.

Acumulação progressiva

Um dente natural não apresenta apenas gradações de cor, mas também profundidade, particularmente nos jovens, onde o esmalte é translúcido. Os artistas alcançam subtileza e uma sensação de tridimensionalidade pintando em incrementos, com subcapas que efetivamente projectam sombras através das camadas de superfície subsequentes. Uma construção incremental de compósito é feita aplicando primeiro uma pequena e fina quantidade de camada de compósito na vestibular no terço cervical e curada. De seguida, aplica-se compósito na porção média e, antes da polimerização, criam-se pequenas reentrâncias com a ponta de uma sonda.

Para ajudar o fluxo da camada seguinte e evitar espaços vazios, esta construção inicial é untada com uma pequena quantidade de adesivo de resina, soprada com ar e deixada sem curar. Usando matrizes plásticas anguladas nas margens cervicais, a camada final de compósito é então colocada mesialmente e distalmente e manipulada para a vestibular, sobre o material anterior e sobre a incisal **(Fig. 164).**

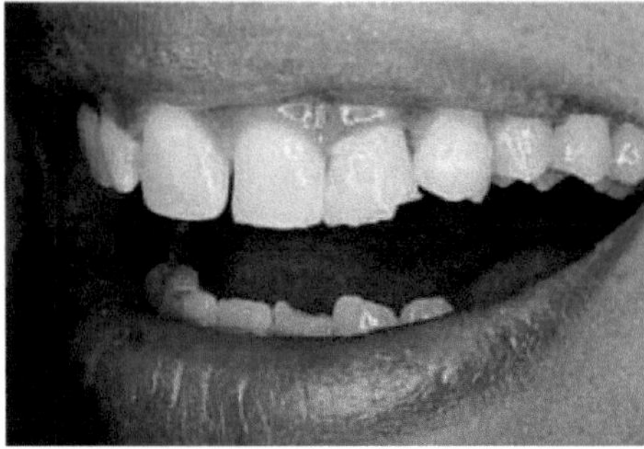

Fig 164: Aumento incremental efectuado na lateral da cavilha

A construção é então moldada com discos, brocas de diamante de acabamento e tiras abrasivas. As brocas de metal duro são utilizadas para criar ondulações e dispersar a luz. Para polir a superfície, podem ser utilizadas brocas longas e rectas com várias estrias e cones de borracha **(Fig. 165).**

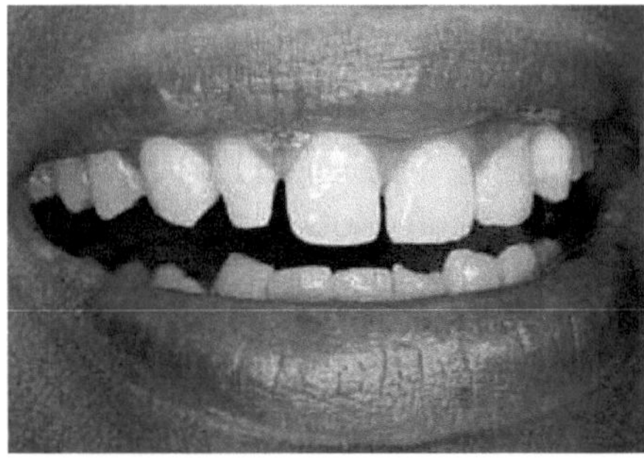

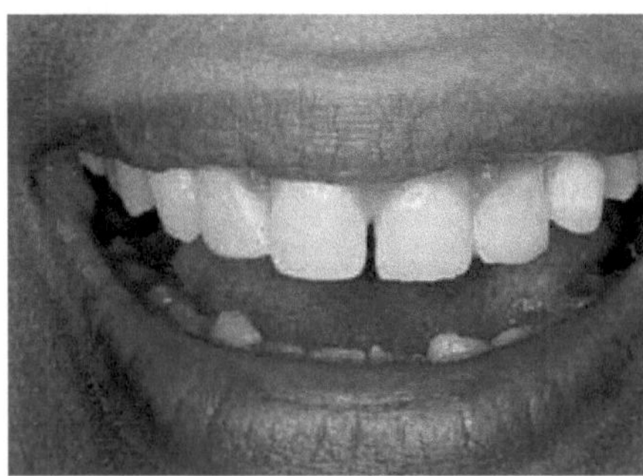

Fig. 165: Restauração de compósito concluída e incisivo lateral polido e acabado

CAPÍTULO 11. RESTAURAÇÕES DE COROAS

As correcções na forma, tonalidade e textura podem causar uma mudança notável na autoimagem do paciente. A devolução de uma boa forma e função fisiológica pode também ajudar a prevenir uma maior deterioração da boca, não só evitando o colapso da arcada, a perda óssea e a migração dentária, mas também motivando o doente a

Uma vez que a coroa total tem sido utilizada com sucesso no tratamento de doenças orais, na manutenção da eficiência mastigatória e no restabelecimento da aparência estética da boca e da face, continua a ser uma das restaurações de eleição para uma dentição inestética ou comprometida[1].

AS INDICAÇÕES PARA UMA COROA COMPLETA SÃO:

1. Dentes com cáries extensas.

2. Dentes enfraquecidos por restaurações extensas.

3. Dentes com desgaste excessivo e extenso.

4. Dentes severamente enfraquecidos ou propensos a fracturas como resultado de um tratamento endodôntico.

5. Dentes fracturados ou comprometidos com microfissuras extensas que requerem restauração.

6. Dentes com extrusão grave (para restaurar o plano de oclusão)

7. Dentes com uma porção coronal inadequadamente curta.

8. Dentes malformados

11. Dentes com recessão tecidular pouco atractiva e espaços interdentários inestéticos

DESVANTAGENS DE UMA COROA TOTAL:

Estas desvantagens podem ser minimizadas através de uma restauração construída com perícia que esteja dentro das limitações fisiológicas e funcionais da boca:

1. O potencial para uma má resposta dos tecidos.

2. O problema da deteção de uma recorrência da cárie sob coroas metálicas ou de base metálica.

3. Limitar a esperança de vida da coroa, que varia consoante o ajuste, o tipo de material utilizado e a manutenção preventiva contínua.[1]

<u>**CERÂMICAS UTILIZADAS EM COROAS:**</u>[100]

<u>**Cerâmica à base de vidro**</u>

- ■ Dicor

- ■ IPS Empress

- ■ IPS Empress 2

- ■ IPS E.max

- OPC

- OPC 3G

<u>**In-Ceram**</u>

- ■ Alumina In-Ceram

- ■ Espinélio In-Ceram

- ■ Zircónia In-Ceram

- ■ Procera All ceram

<u>**Zircónio**</u>

- Procera (policristais de zircónio e ítrio)

- IPS e.maxZir cad

- Lava

Em Ceram ALUMINA

PROPRIEDADES FÍSICAS	PROPRIEDADES ESTÉTICAS
Elevada resistência à flexão e à fratura	Elevado grau de opacidade

Em Ceram SPINNEL

PROPRIEDADES FÍSICAS	PROPRIEDADES ESTÉTICAS
Menor resistência à flexão e à fratura	Melhoria da estética

IPS EMPRESS

PROPRIEDADES FÍSICAS	PROPRIEDADES ESTÉTICAS
Baixa resistência à fratura	Excelente estética

DICOR Vidro cerâmico

PROPRIEDADES FÍSICAS	PROPRIEDADES ESTÉTICAS
Baixa resistência à tração, utilizada apenas em áreas de baixa tensão.	Melhoria da estética

PROCERA-Todos os cerâmicos

PROPRIEDADES FÍSICAS	PROPRIEDADES ESTÉTICAS
Elevada resistência à flexão	Mais translúcida do que a cerâmica infiltrada

PROCERA-Zircónia

PROPRIEDADES FÍSICAS	PROPRIEDADES ESTÉTICAS
Elevada resistência à flexão, tenacidade à fratura e resistência	Elevado grau de opacidade

Tabela 15: Propriedades físicas e estéticas dos materiais cerâmicos

RESTAURAÇÕES METÁLICAS CERAMO/PORCELANA FUNDIDA EM METAL

Nas últimas décadas, desde o desenvolvimento dos procedimentos de porcelana fundida ao metal (PFM) no início dos anos sessenta, as restaurações metalo-cerâmicas representaram *o padrão de ouro* durante anos na medicina dentária, graças às suas boas propriedades mecânicas e a resultados estéticos algo satisfatórios, juntamente com uma qualidade clinicamente aceitável da sua adaptação marginal e interna[100].

Os dois tipos de ligas de ceramo-metal são:

- *Ligas preciosas* - Ouro, platina, paládio, irídio, ródio, ósmio e ruténio.

- *Ligas de metais comuns* - Níquel, crómio, molibdénio, cobalto e berílio.

Indicações:

As coroas de ceramometal são indicadas quando:

- A malformação ou o mau posicionamento extremos, a cárie avançada ou a hipoplasia criam problemas estéticos;

- As forças oclusais, a área de oclusão ou o aperto de um dente contra-indicam uma coroa de porcelana ou uma faceta acrílica;

159

- Uma coroa de porcelana fundida com metal num dente posterior ocluiria com porcelana;

- É necessário um pilar para uma ponte ou prótese amovível;

- A estrutura dentária remanescente é insuficiente para a construção de uma faceta laminada de porcelana.

Contra-indicações

- Não é possível remover uma estrutura dentária adequada para permitir um espaço amplo tanto para o metal como para a porcelana.

- A coroa clínica é demasiado curta. Uma vez que é essencial uma redução incisal ou oclusal de 2 mm para permitir espaço para a cobertura de metal e porcelana, a retenção e a estabilidade da coroa podem ser inadequadas.

- A utilização em pontes ou talas de grande extensão não é recomendada por rotina devido à maior possibilidade de empenamento ou flexão da substância metálica e subsequente fratura da porcelana. Poderá ser prudente separar quaisquer vãos longos com coifas ou acessórios interligados[1,101].

Preparação:[102]

Redução oclusal: A redução incisal/oclusal deve ser de 1,5 a 2 mm. A oclusão plana deve ser efectuada com um diamante cónico de extremidade plana e uma broca n.º 171. Deve-se começar por fazer sulcos de orientação em profundidade com um diamante cónico de extremidade plana. **(Fig. 166)**

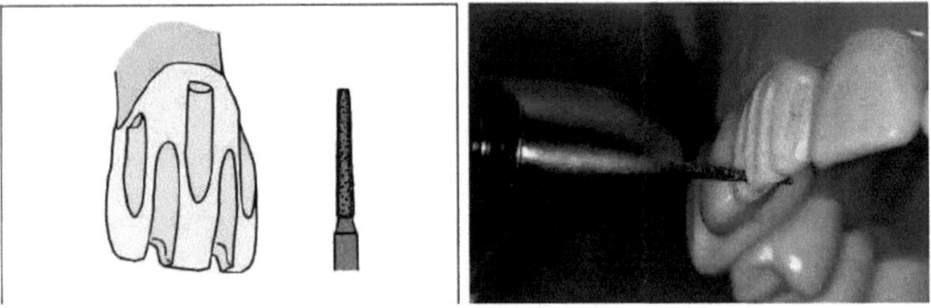

Fig. 166: Broca de diamante cónica de extremidade plana e ranhuras de orientação da profundidade

A redução deve assumir a forma de planos definidos que reproduzam a morfologia geral ou a forma geométrica de base.

Redução facial (1,2- 1,4 mm): Os sulcos de orientação de profundidade são feitos na superfície facial. A redução é efectuada através da redução do segmento gengival na superfície facial, removendo toda a estrutura dentária remanescente entre os sulcos de profundidade vertical **(Fig. 167)**.

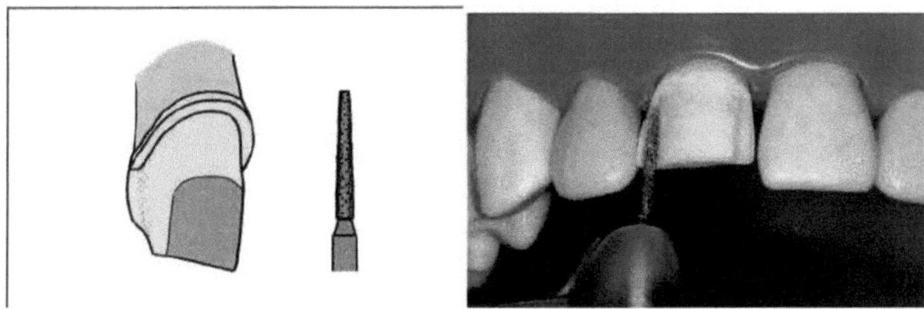

Fig. 167: Redução facial

Redução proximal: É efectuada com um diamante de agulha longo, cujo diâmetro estreito facilitará a redução interproximal sem cortar o dente adjacente. Utilizar o mesmo diamante fino no outro lado proximal. A broca pode ser usada num movimento para cima ou para baixo no aspeto facial ou lingual da estrutura dentária interproximal, ou pode ser segurada horizontalmente e usada na porção incisal com um movimento faciolingual. **(Fig. 168)**

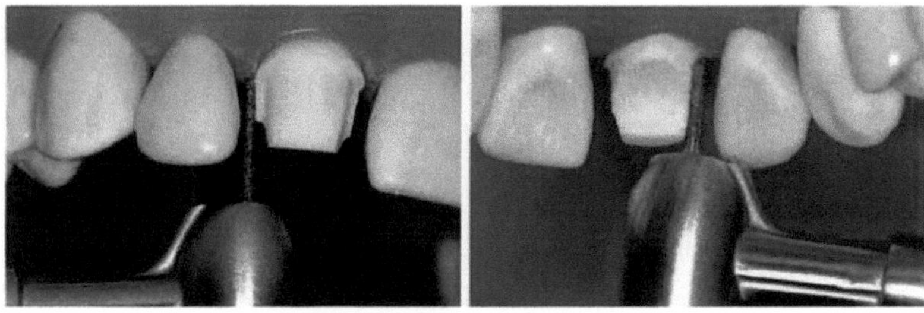

Fig 168: Redução proximal

Redução lingual: É efectuada através da redução da superfície lingual com um pequeno disco de diamante. Reduzir o cíngulo po rção da superfície lingual com um pequeno disco de diamante. Tenha cuidado para não estender a redução lingual tão longe gengivalmente sobre o cíngulo que a parede lingual vertical fique demasiado encurtada. (Fig. **169)** A redução axial lingual é feita com torpedo diamantado e broca de acabamento de carboneto. **(Fig. 170)**

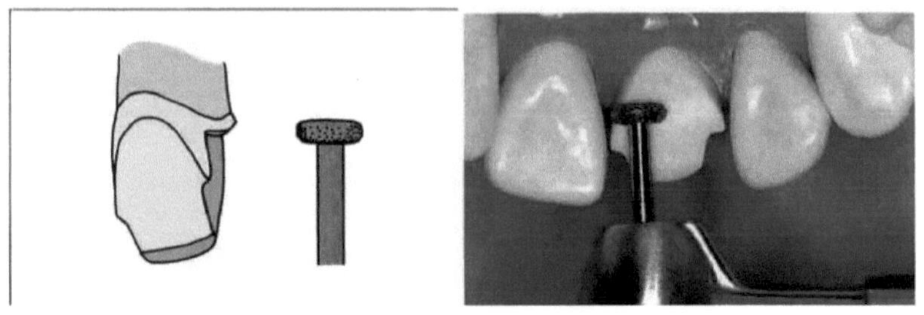

Fig. 169: Redução lingual

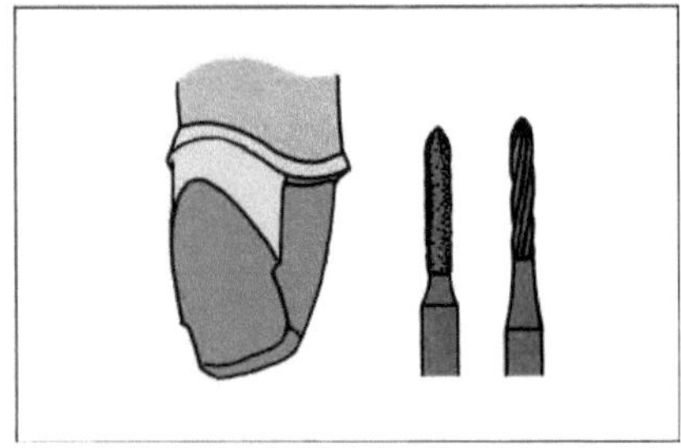

Fig. 170: Redução axial lingual

A linha de acabamento do chanfro lingual e as superfícies axiais adjacentes devem ser alisadas com uma broca de acabamento de carboneto de torpedo. Todas as superfícies axiais da preparação a ser revestida com metal são acabadas desta forma. **(Fig. 171)**

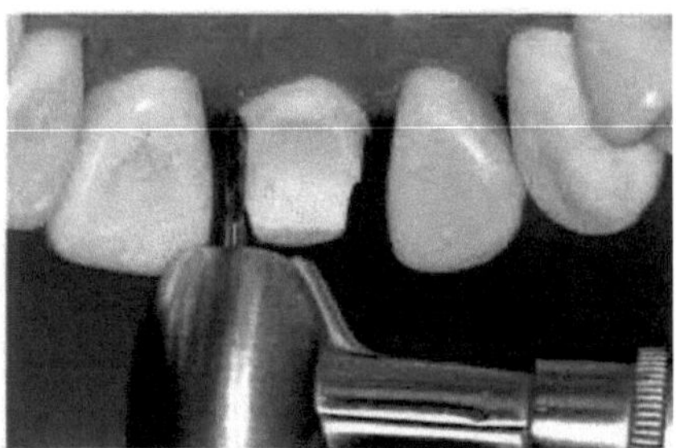

Fig. 172: Linha de chegada do chanfro lingual

A superfície facial e as áreas das superfícies proximais a serem revestidas com porcelana devem ser alisadas com a broca n.º 171. Prestar especial atenção ao aspeto facial das asas proximais, se estiverem presentes. Certifique-se de que estão paralelas ou ligeiramente inclinadas para a língua em relação à trajetória de inserção do preparo. **(Fig. 172)**

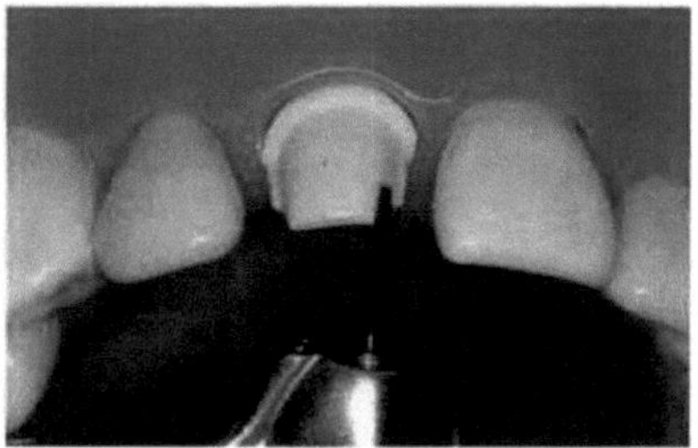

Fig. 172: Preparação da asa

<u>Linha de acabamento do ombro</u>: O ombro, desbastado com o diamante cónico de extremidade plana, é alisado com uma broca de corte final e um instrumento manual. A linha de acabamento deve seguir os contornos ondulados dos tecidos gengivais, subindo incisalmente na região interproximal. **(Fig. 173)**

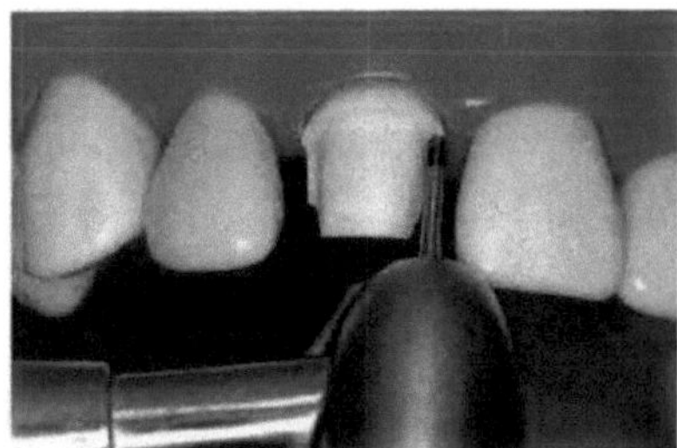

Fig. 173: Linha de chegada do ombro

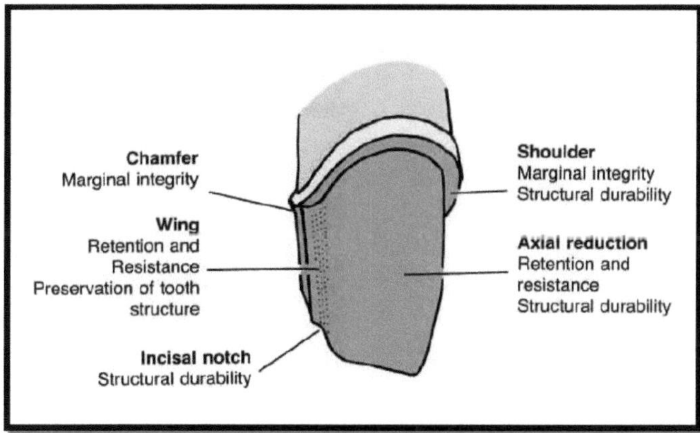

Fig. 174: Caraterísticas de uma preparação para uma porcelana fundida ao metal e as funções servidas por cada uma delas.

RESTAURAÇÕES TOTALMENTE EM CERÂMICA/ TOTALMENTE EM PORCELANA

A translucidez de uma coroa metalo-cerâmica é frequentemente afetada pela coifa metálica, que restringe a transmissão de luz através da restauração e pode aumentar a refletividade da luz da coroa. Neste aspeto, a coroa totalmente em cerâmica estabelece um padrão estético difícil de igualar.

Um material dentário totalmente cerâmico ideal deve apresentar excelentes caraterísticas estéticas, como translucidez, cor natural do dente, transmissão de luz excecional e, ao mesmo tempo, propriedades mecânicas óptimas, como resistência à flexão, tenacidade à fratura e propagação limitada de fissuras nas condições de carga funcionais e para-funcionais, de modo a garantir uma vida útil útil.

Indicações:

Estética: As cerâmicas são consideradas as melhores para imitar o aspeto natural dos dentes. (O comportamento ótico dos materiais cerâmicos difere de sistema para sistema e este facto deve ser tido em consideração durante a seleção do sistema a utilizar).

Contra-indicações:

Distância interoclusal limitada: em casos de coroas clínicas curtas, sobremordida profunda ou com um dente oposto super erupcionado. Devido à natureza frágil do material e ao seu potencial abrasivo, as restaurações cerâmicas devem ser evitadas em pacientes com hábitos parafuncionais, como o bruxismo.

Incapacidade de manter um campo seco: As restaurações de cerâmica requerem um bom controlo da humidade no momento da sua cimentação para garantir resultados positivos.

Preparações subgengivais profundas: Não é considerada uma contraindicação absoluta, embora seja desejável a utilização de preparações subgengivais profundas para produzir um registo mais preciso durante a moldagem[103].

Vantagens:

Estética: é considerada a principal vantagem.

Resistência ao desgaste: As cerâmicas são mais resistentes ao desgaste do que os materiais de restauração diretos.

Contorno e contactos precisos: O fabrico indireto de todas as restaurações de cerâmica proporciona contornos e contactos mais precisos do que as restaurações colocadas diretamente.

Biocompatibilidade: A reação alérgica de algumas pessoas às ligas metálicas é um ponto fraco contra as restaurações metalo-cerâmicas, o que aumentou a procura de restaurações totalmente cerâmicas mais biocompatíveis. No entanto, o grau de citotoxicidade das ligas metálicas depende em grande medida do tipo de liga dentária utilizada no fabrico da restauração metalo-cerâmica.

Desvantagens:

Custo e tempo: todas as restaurações de cerâmica são fabricadas indiretamente e requerem pelo menos duas consultas para serem entregues. Os custos laboratoriais adicionais tornam este tipo de restauração mais caro do que outras restaurações diretas.

Fragilidade da cerâmica: deve ser fornecida uma espessura adequada de cerâmica para evitar a fratura da restauração.

Desgaste da dentição e das restaurações opostas: a cerâmica pode causar o desgaste das restaurações e/ou da dentição opostas. Este problema tem sido considerado durante o aperfeiçoamento das restaurações de cerâmica.

Baixo potencial de reparação: Se ocorrer uma fratura, a reparação não é considerada um tratamento definitivo.

Dificuldade de polimento intra-oral: as restaurações cerâmicas são difíceis de polir depois de cimentadas devido a problemas de acesso e à falta de instrumentos adequados para efetuar esta tarefa[103].

O sucesso dos resultados estéticos e funcionais obtidos com coroas totalmente em porcelana não pode ser creditado apenas à qualidade do material específico utilizado. O método de preparação também tem uma influência significativa no resultado final.

O controlo da estética na coroa de porcelana anterior é determinado pelo ajuste da coroa e pela sua terminação adequada no sulco gengival. É essencial o cumprimento rigoroso das regras de preparação dos dentes, da gestão dos tecidos moles e das técnicas de moldagem. A falha em qualquer um destes passos pode resultar numa má adaptação da coroa, irritação ou destruição gengival, e as consequentes alterações na aparência dos tecidos.[104]

Preparação anterior:

- Colocar o cabo de proteção.

- Reduzir, no mínimo, o dente:

a. 1,0 mm labialmente e axialmente

b. 1,5 mm incisalmente

c. 1,5 mm palatalmente para criar espaço suficiente para que a espessura do material resista às forças de tração.

(A redução axial na superfície labial segue dois planos)

Preparação posterior:

- Colocar o cabo de proteção.

- Reduzir, no mínimo, o dente:

a. 1,0 a 1,5 mm axialmente

b. 1,5 a 2,0 mm oclusalmente para permitir um volume suficiente para resistir a forças de tração.

c. A redução axial nas superfícies vestibular e lingual segue dois planos.

Preparação-

Redução incisal: Fazer pelo menos dois sulcos de orientação incisal faciolingual com 2 mm de profundidade. O diamante deve ser paralelo ao ângulo da borda incisal não cortada faciolingualmente. **(Fig. 175)**

Para produzir um resultado estético adequado, é preferível reduzir o bordo incisal em 2 mm até ao nível das ranhuras de orientação em profundidade. Qualquer redução maior aumentará a tensão na superfície facial, o que pode resultar na fratura da meia-lua facial.

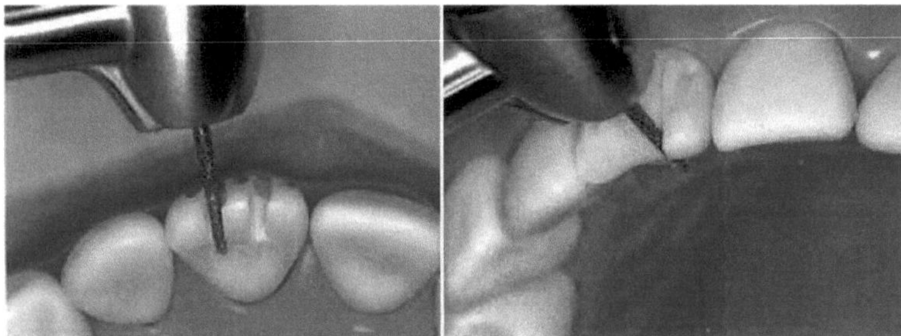

Fig 175: Redução incisal

Redução facial: a redução deve ser efectuada em dois planos. Isto permite que o ângulo facio-incisal seja deslocado o suficiente para permitir que a porcelana seja suficiente para um resultado esteticamente satisfatório, sem pôr em perigo a polpa ou sobrecarregar a preparação. A metade gengival da redução facial é feita com o mesmo diamante, cortando grosseiramente uma linha de acabamento de ombro ao mesmo tempo. **(Fig. 176)**

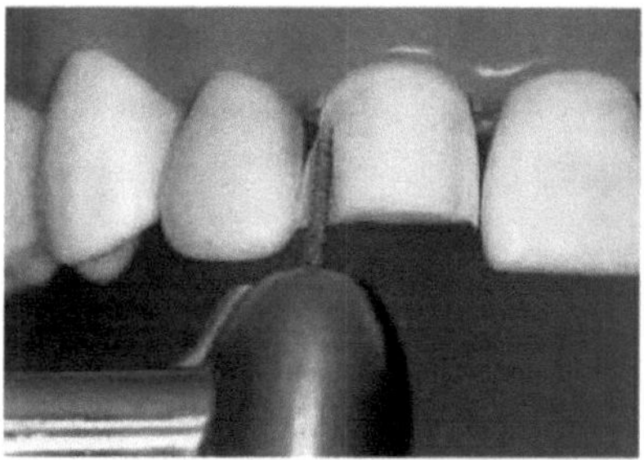

Fig. 176: Redução facial

Estender a redução facial através das superfícies proximais com o diamante cónico de extremidade plana, produzindo um ombro no processo. **(Fig. 177)**

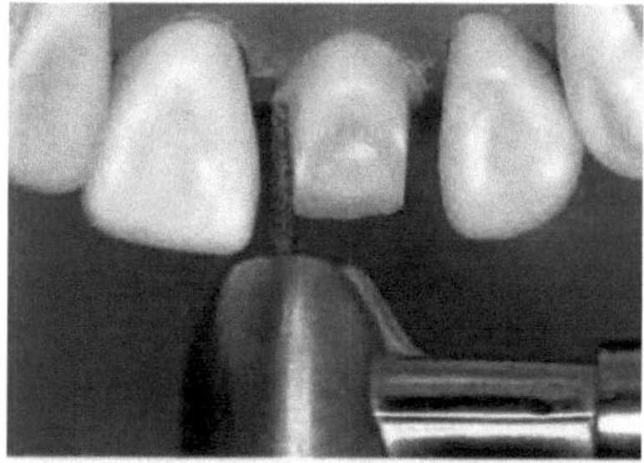

Fig. 177: Extensão das superfícies faciais para produzir o ombro

Redução lingual: Para assegurar uma redução adequada da porção do cíngulo da redução lingual, efetuar marcas de orientação da profundidade com um pequeno diamante esférico cujo diâmetro é 1,4 mm maior do que a sua haste. Utilizar o pequeno diamante de ponta redonda para produzir a redução côncava do cíngulo. **(Fig. 178)**

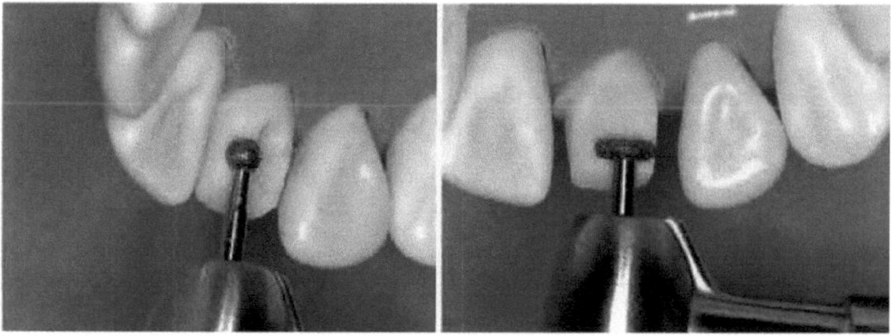

Fig. 178: Broca redonda para marcar o sulco de orientação em profundidade, broca de roda de bordo redondo para produzir o cíngulo côncavo.

Redução axial lingual: Utilize o diamante cónico de extremidade plana para a redução da parede axial para preparar a parede lingual vertical. Esta deve estender-se 1 mm para dentro do dente, e deve apresentar uma conicidade muito pequena em relação à porção gengival da superfície facial.

Misturar cuidadosamente a redução de cada superfície axial com a da superfície axial adjacente. Alise as superfícies axiais com uma broca de fissura cónica não dentada. Terminar todas as superfícies axiais da preparação, tendo novamente o cuidado de remover quaisquer ângulos de resíduos nos cantos do dente. Deve-se ter cuidado para evitar cortes inferiores perto do ombro gengival. **(Fi g 179)**

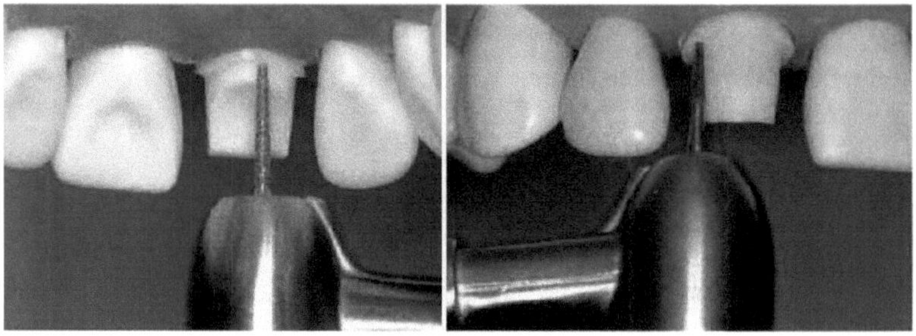

Fig. 179: Redução axial lingual e homogeneização de todas as superfícies axiais.

Linha de acabamento do ombro: Um ombro suavemente cortado é a linha de acabamento de eleição para a restauração.

Deve ser perpendicular à linha de força ou ao longo eixo do dente **(Fig. 180)**.

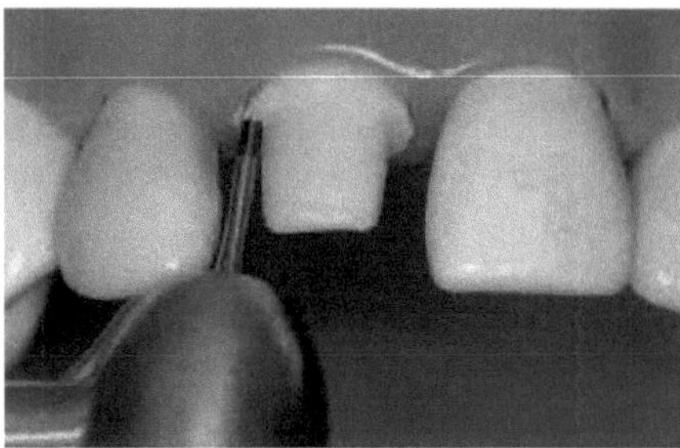

Fig. 180: Linha de chegada do ombro

Para garantir um ombro homogéneo, utiliza-se uma machadinha de esmalte com 1 mm de largura para aplanar a superfície do ombro e verificar a sua largura. **(Fig. 181)**

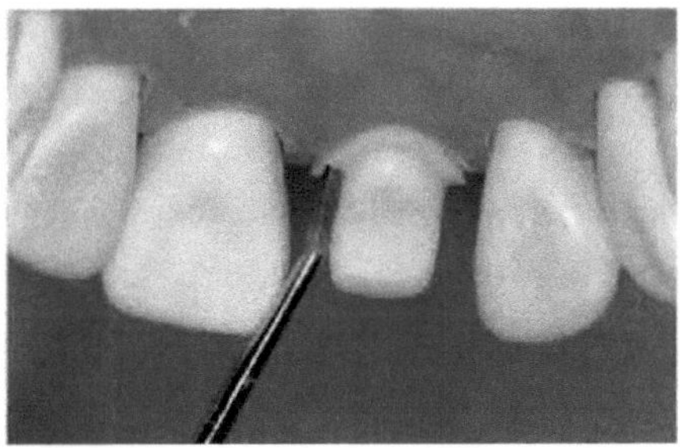

Fig. 181: Machado de esmalte para verificar a linha de acabamento do ombro

Reparar em todos os ângulos agudos no aspeto lingual e incisal da preparação do dente e arredondá-los, se existirem. **(Fig. 182)**

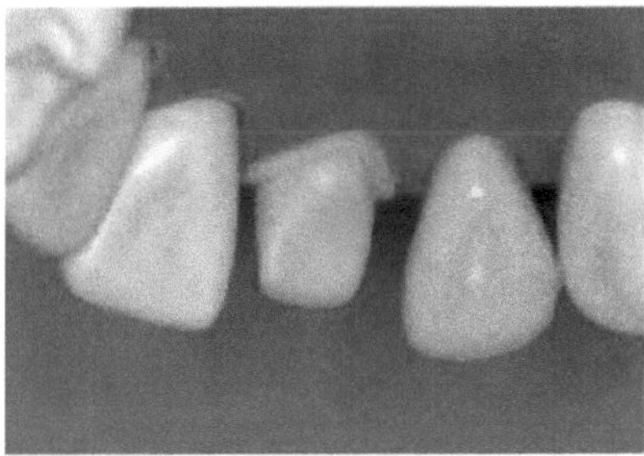

Fig. 182: Vista lingual da preparação do dente

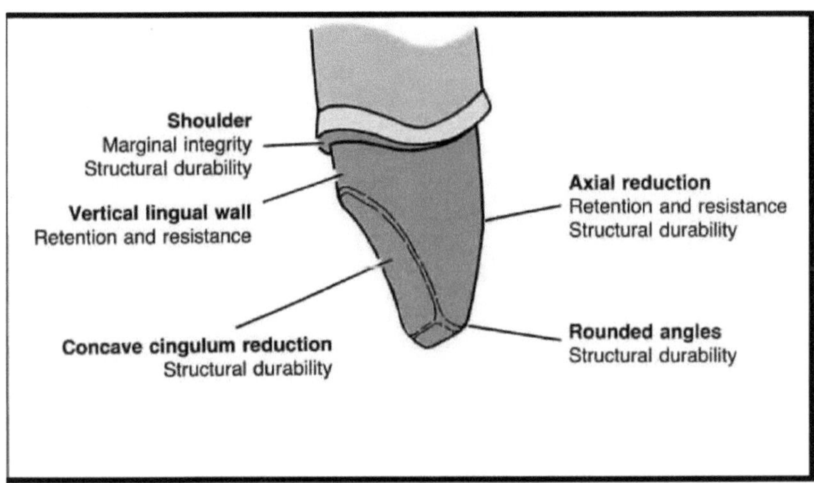

Fig. 183: Caraterísticas de uma preparação para uma coroa de porcelana num dente anterior e a função servida por cada uma delas.

Após a era do desenvolvimento, as cerâmicas dentárias introduzidas nos últimos 20 anos exibem propriedades estéticas e mecânicas diferentes, favoráveis e promissoras. Atualmente, não existe um material cerâmico que se destaque igualmente em todas estas caraterísticas. A escolha de uma tipologia específica de cerâmica, mais do que a última moda, deve ser baseada numa avaliação cuidadosa das próprias vantagens e desvantagens do material em relação à aplicação dentária específica, referindo-se sempre a dados clínicos com um nível adequado de evidência científica e prestando atenção às reais necessidades estéticas do paciente.[105]

DISCUSSÃO

A ciência em constante mudança, as novas investigações e experiências clínicas elaboraram o espetro das técnicas e conhecimentos da medicina dentária moderna. Esta mudança de paradigma no campo da medicina dentária chega mesmo a tempo de satisfazer as necessidades e os desejos de um paciente que vê um sorriso agradável já não como um luxo, mas sim como uma necessidade do seu estilo de vida.

Um sorriso bonito não é agora apenas uma necessidade estética, é a forma mais primitiva de expressões variadas. A confiança e a personalidade de uma pessoa são agora ditadas e julgadas pela primeira impressão: *"o sorriso"*. [1]

As últimas tendências, os estilos de vida atractivos e os meios de comunicação social da transformação do sorriso aumentaram a sensibilização do público para a estética dentária. Os pacientes tendem a procurar cuidados dentários com o objetivo de reabilitar o seu sorriso, o que acaba por rejuvenescer a sua beleza. Este facto levou a uma evolução e a um desenvolvimento drásticos no domínio da medicina dentária estética.

O design do sorriso é uma arte da medicina dentária cosmética que redefine a personalidade do paciente através da criação de um sorriso de transformação. *O design do sorriso refere-se aos muitos princípios científicos e artísticos que, considerados coletivamente, podem criar um sorriso bonito.* [5] O desenho do sorriso permite ao dentista alterar o aspeto, o tamanho, a cor, a forma, o espaçamento e o posicionamento dos dentes.

Conhecer os princípios do desenho do sorriso ajuda o dentista a compreender os elementos vitais: o dente, a face, os tecidos moles e ajuda a analisar o estado atual do sorriso do paciente e a forma como este pode ser modificado e reabilitado. O dentista estético/restaurador deve compreender claramente a inter-relação entre estes componentes para criar efetivamente um sorriso esteticamente funcional.[5]

A reabilitação do sorriso ou a gestão do sorriso desorientado/defeituoso deve seguir sempre um plano de tratamento que integre tanto a correção da causa como a satisfação do paciente.

Uma análise minuciosa do doente, com exames e investigações, precede a modalidade de tratamento. Um exame dentário completo deve incluir radiografias dentárias, modelos de diagnóstico montados, registos fotográficos e um exame clínico completo e uma entrevista ao doente. O exame clínico deve incluir uma análise do sorriso e a avaliação dos dentes, das articulações temporomandibulares, da oclusão, das restaurações existentes, dos tecidos periodontais e de outros tecidos moles da cavidade oral. A realização de uma entrevista com o paciente é útil para determinar as suas expectativas e limitações do tratamento. Ao estabelecer um plano de tratamento, devem ser definidos objectivos como forma de medir o sucesso desse tratamento. A prioridade de um doente pode ser ter um sorriso brilhante e estético em primeiro lugar, enquanto o objetivo de um dentista deve ser alcançar a saúde oral em primeiro lugar. No entanto, manter o entusiasmo do doente durante o processo pode ser um desafio, porque a sequência adequada de tratamento para atingir ambos os objectivos declarados pode não ser a que o doente espera. A compreensão dos objectivos e prioridades do doente é útil para o dentista quando o plano de tratamento é estabelecido e apresentado ao doente.[5]

O planeamento do tratamento em si é um processo multifatorial, cujo sucesso clínico é determinado pela medida em que o tratamento multidisciplinar pode satisfazer o paciente, bem como os objectivos estéticos do dentista. Não são apenas os questionários e a comunicação verbal que podem interpretar o desejo e o resultado, muitas outras modalidades como imagens pré e pós de outros pacientes, maquetas de diagnóstico e imagens digitalizadas são ajudas muito valiosas para assegurar ao paciente o resultado final e analisar a procura do paciente.[5] Assim, os recentes avanços na tecnologia permitem e simplificam ao clínico analisar digitalmente as questões críticas antes do início do tratamento e incorporar facilmente essa informação na lista de tratamento e, consequentemente, modificar o plano biomecânico. Os avanços tecnológicos fizeram evoluir o conceito de desenho digital do sorriso, o meio mais recente e promissor de obter resultados óptimos de remodelação do sorriso, que envolve a utilização de software informático que ajuda a reforçar a visão de diagnóstico, a aumentar a previsibilidade do tratamento e também a simplificar a comunicação entre o dentista e o paciente.

Tendo em conta todos os princípios artísticos e científicos, os desejos do paciente, as possibilidades de tratamento, é adoptada uma modalidade de tratamento final. O desenho na recriação de um sorriso não precisa de se limitar aos seis dentes anteriores, mas pode estender-se aos dentes posteriores também, de acordo com a análise facial e dentária do paciente.

É importante que tanto a arte como a ciência se juntem para criar uma harmonia equilibrada e um sorriso agradável que seja funcional e esteticamente agradável. Quer se trate de polir os dentes, de restaurar dentes tortos ou de substituir obturações feias, a conceção do sorriso oferece um vasto leque de modalidades à escolha.

A primeira impressão sempre notada pelos jovens é o sorriso radiante e brilhante e, por isso, a descoloração dos dentes é uma das razões mais comuns para procurar um dentista estético. As opções disponíveis para tratar a descoloração inestética dos dentes anteriores que compromete a estética do sorriso envolvem procedimentos invasivos como facetas ou coroas de porcelana. Por isso, foram desenvolvidas abordagens conservadoras (por exemplo, microabrasão, branqueamento) para eliminar manchas e defeitos dentários superficiais, preservando a estrutura dentária e, ao mesmo tempo, melhorando a estética dentária.

A micro/macro-abrasão é uma técnica simples, segura, atraumática, conservadora e não restauradora que remove a parte superficial do esmalte manchado e elimina defeitos como opacidades castanhas ou brancas. A micro/macro-abrasão envolve a dissolução superficial do esmalte por ácido juntamente com a abrasividade da pedra-pomes para remover manchas superficiais ou defeitos. Anteriormente, em 1984, o ácido utilizado era o ácido clorídrico a 18%, esfregado nos dentes para a remoção de manchas superficiais, enquanto atualmente a concentração é reduzida para aproximadamente 11%.

O branqueamento é um processo de descoloração ou branqueamento que pode ocorrer em solução ou numa superfície. Existem vários métodos e abordagens que têm sido descritos na literatura para o branqueamento de dentes vitais. Por exemplo, métodos que utilizam diferentes agentes branqueadores, concentrações, tempos de aplicação, formato do produto, modo de aplicação e ativação por luz. Existem diferentes tipos de branqueamento de dentes vitais: power bleaching, home bleaching, branqueamento comprimido. Os mais recentes são os que utilizam lasers e métodos de branqueamento por ultra-sons. O branqueamento é indicado tanto para manchas extrínsecas como intrínsecas. O branqueamento também pode ser efectuado em dentes tratados com canais radiculares, ou seja, branqueamento não vital/ branqueamento de marcha. Uma técnica denominada branqueamento interior-exterior é também um dos métodos de branqueamento não vital, mas envolve o branqueamento tanto das superfícies internas como externas, pelo que combina o método não vital com a técnica de branqueamento caseiro.

O tratamento conservador e estético de um único dente descolorido na zona anterior muitas vezes um desafio restaurador. Se um procedimento de branqueamento não puder ser implementado ou tiver sido tentado sem resultados agradáveis, devem ser considerados outros planos de tratamento conservadores no âmbito da intervenção mínima. Uma aplicação relevante seria a construção de uma faceta direta de compósito.[4]

Alguns casos envolvem descolorações que não são superficiais, como é o caso dos opacos e das cores para mascarar o defeito e, em seguida, a faceta direta g é feita utilizando compósitos para imitar uma aparência mais natural. Diferentes camadas de compósito podem ser estratificadas no substrato mascarado de acordo com a técnica de estratificação, emulando os tecidos naturais de dentina e esmalte.[4]

Mas alguns casos que não podem ser resolvidos com uma redução mínima do dente, como manchas muito descoloradas, espaçamentos graves ou dentes traumáticos inestéticos que requerem uma redução extensa do dente, são tratados com procedimentos macro invasivos como coroas. Estas são restaurações de cobertura parcial e total com maior longevidade e biocompatibilidade. Está disponível um espetro variado de materiais para restaurações de cobertura total, como metal, metalo-cerâmica, cerâmica sem metal, zircónia, etc., que são estéticos e duradouros.

Outras razões comuns para procurar atenção estética são dentes malformados, espaçamento, dentes desalinhados, dentes tortos traumáticos. As modalidades minimamente invasivas, como o contorno dos bordos incisais desiguais/desgastados, também melhoram e rejuvenescem o sorriso. O contorno cosmético/dentário constitui uma redução dentária mínima, é uma técnica simples que envolve o arredondamento ou nivelamento dos bordos para dar um padrão uniforme ao sorriso.

Outras opções de tratamento que resolvem diastemas malformados, diastemas da linha média ou anomalias de desenvolvimento como a microdontia incluem a reconstrução de fragmentos dentários, restaurações de resina composta, facetas de porcelana e coroas de cobertura total.

Os laminados e as facetas evoluíram nas últimas décadas para se tornarem uma das restaurações mais populares da medicina dentária estética.[74]!!! é uma alternativa conservadora à cobertura total para melhorar o aspeto de um dente anterior.

As facetas são recomendadas consoante o tamanho do defeito: os defeitos localizados são tratados com facetas parciais. Mas se o defeito envolver uma superfície completa, são recomendadas facetas completas. Da mesma forma, de acordo com a preparação do dente, existem diferentes tipos de facetas: sem preparação, menos preparação, preparação modificada ou desenhos conservadores[63].

O advento das tecnologias adesivas torna possível preservar o máximo de estrutura dentária possível, satisfazendo as necessidades e desejos de restauração do paciente. Os avanços recentes para reduzir ainda mais a estrutura dentária são os compômeros e os lumineers com excelentes resultados estéticos e maior satisfação do paciente[91,94,95].

As restaurações estéticas e os procedimentos minimamente invasivos, para além das facetas, são as restaurações em compósito. Os compósitos fizeram um grande avanço no campo da dentisteria de restauração.

As suas propriedades mecânicas avançadas e a capacidade de emular as caraterísticas cromáticas e texturais dos tecidos dentários de uma forma direta e económica conduziram o tratamento dentário anterior para uma abordagem mais estética e minimamente invasiva.

O princípio fundamental de qualquer restauração estética anterior é a harmonia percebida com os tecidos dentários moles e duros adjacentes. A obtenção de restaurações estéticas de compósito na região anterior exige não só mãos hábeis e treino, mas também uma compreensão mais profunda das caraterísticas cromáticas dos dentes, bem como de fenómenos ópticos como a fluorescência, opalescência, contra-opalescência, translucidez e opacidade. [84] Uma restauração tridimensional com uma profundidade de cor realista só pode ser conseguida através da combinação de uma forma anatomicamente correta com o uso criativo da paleta do artista.[106] Isto faz com que a medicina dentária estética tenha evoluído de uma ciência *curativa para uma* ciência *criativa*. Esta é a razão pela qual a medicina dentária estética está a emergir como um dos ramos mais progressivos e desafiantes deste campo.

Por conseguinte, é necessária uma abordagem organizada e sistemática para diagnosticar e resolver problemas estéticos de forma previsível. É da maior importância que o resultado final não dependa apenas da estética.

Por conseguinte, é evidente que a remodelação/desenho do sorriso deve resultar num sorriso que não seja apenas esteticamente agradável, mas que também seja funcionalmente correto. O objetivo do clínico deve ser proporcionar resultados cosméticos estéticos, conservadores e duradouros. E para alcançar um resultado equilibrado como este, é imperativo que o clínico diagnostique cuidadosamente, analise, discuta, planeie e depois apresente os melhores resultados aos pacientes.

REFERÊNCIAS

1. Goldstein RE. Estética em medicina dentária: Edição II; volume I.

2. Naini F., Moss J. e Gill D. O enigma da beleza facial: estética, proporção, deformidade e controvérsia. Am J Orthod Dentofacial Orthop 2006;130:277-62.

3. Paulo MMC, Abraão ST. Propoção dourada na estética da prótese Ciências da saúde 2013; 2(l):JS008.

4. Martin AJ, Buschang PH, Boley JC, Taylor RW, McKinney TW. Impacto dos corredores bucais na atratividade do sorriso. Eur J Orthod. 2007 Oct;29(5):530-7.

5. Davis N. Desenho do Sorriso. Den Clin N Am.2007;51:299-318. 6. Lombardi R. V perceção visual e estética dentária. J Prosthet Dent 1973; 29:352-382.

7. Fradeani M. Análise Estética - Uma Abordagem Sistémica ao Tratamento Protético. Quient Pub Co;2004.

8. Chiche GJ, Pinault A (eds). Esthetics of Anterior Fixed Prosthodontics (Estética da Prótese Fixa Anterior). Chicago: Quintes-sence, 1994.

9. Gill JR. Seleção de cores - sua distribuição e interpretação. J Amer dent asso 1950;40:539-548.

10. Lesage. P, Dalloca L. Abordagens ao design do sorriso. J cosm dent. 2012;28(l):126-47.

11. Minoo Mashid, DDS, MS.et al. Avaliação da "Proporção Dourada" em indivíduos com um sorriso estético. J Esthet Restor Dent. 2004; 16:185-193.

12. Levin El. A estética dentária e o apoio dourado ion. J Prosthet Dent. 1978;40(3):244-52.

13. Snow SR. Análise estética do sorriso da largura do dente anterior maxilar: a percentagem dourada. JEsthetDent. 1999;ll(4):177-84.

14. Ward DH. Desenho de sorriso proporcional utilizando a proporção dentária estética recorrente (RED). Dent Clin North Am. 2001; 45:143-154.

15. Sthephen J. Chu. Uma abordagem biométrica ao alongamento estético de coroas. Pract Proced AesthetDent2007; 19.

16. Tjan AH, Miller GD, The JG. Alguns factores estéticos num sorriso. J Prosthet Dent. 1984 !an;51(l):24-8.

17. Bhuvaneswaran M. Princípios do desenho do sorriso! Cons dent.2010;13(4): 225-32

18. Sudhakar N, Vishwanath A. Estética do Sorriso - Uma Revisão da Literatura! Dent Med Sei. 2014(13);32-6.

19. Sarver DM, Ackerman MB. Visualização e quantificação dinâmica do sorriso. Parte 2: Análise do sorriso e estratégias de tratamento. Am ! Orthod Dentofacial Orthop. 2003 Aug;124(2) :116-27.

20. Valiathan A, Gandhi S. Espaços do corredor bucal, forma da arcada e estética do sorriso. Am ! Orthod Dentofacial Orthop 2005; 128:557

21. Rajtilak G, Deepa S, Rajasekar V, Vanitha R. Dentes anteriores e desenho do sorriso: Uma visão prospetiva. Int! Prosthodont Restor Dent 2012;2(3):1 17-27.

22. Frush !P, Fisher RD. A interpretação dinestésica do conceito dentogénico. ! Prótese Dentária. 1958;8(4):558-81.

23. Martin A!, Buschang PH, Boley !C, Taylor RW, McKinney TW.Impacto dos corredores bucais na atratividade do sorriso. Eur ! Orthod. 2007 Oct;29(5):530-7.

24. Moore T, Southard KA, Casko JS, Qian F, Southarde TE. Corredores bucais e estética do sorriso. Am J Orthod Dentofacial Orthop 2005;127:208-13.

25. Kaur et al: A anatomia de um sorriso. J Med Col Chand.2001(l)

26. Ackerman MB, Ackerman JL: análise e desenho do sorriso na era digital.J Clin Orthod. 2002;36(4):221-36.

27. SolomonE CR.:Considerações estéticas sobre o sorriso.J Ind Prosthet soc. 1999; 10: 41-6.

28. Perenack J. Opções de tratamento para otimizar a exibição da estética dentária anterior no paciente com lábio envelhecido. J Oral Maxillofac Surg 2005;63:1634-1641.

29. Philips E: Classificação dos padrões de sorriso. J Can Dent Assoc 1999; 65:252-4.

30. Liebart MF, Deruelle CF, Santini A, Dillier FL, Corti VM, Glise JM, Borghetti A. Linha do sorriso e visibilidade do periodonto. Perio 2004;l(l):17- 25.

31. Maurus R. Planeamento do tratamento e desenho do sorriso utilizando resina composta. Pract Proced Aesthetic Dent 2006;18(4):235-241

32. Pierre L e Cobb D. Melhoria do planeamento e comunicação do tratamento estético utilizando uma maquete de diagnóstico. J Cosm Dent. 2012;3:

33. Calamia J, Levine J, Lipp M, Cisnero G, Wolff M. Desenho do sorriso e planeamento do tratamento com a ajuda de um formulário de avaliação estética abrangente. Dent Clin

N Am. 2011:187-209.

34. Bunashi A. Maquetas estéticas fáceis. E-J Dent. 2011;l(4):104-6.

35. Coachman C, Calamita M. Digital Smile Design: Uma Ferramenta para o Planeamento do Tratamento e Comunicação em Medicina Dentária Estética. Quint Dent Tech.2012;35:133-9.

36. Coachman C, Calamita M. Desenho Estético Virtual do Sorriso que Conduz o Plano de Restauração. J. Cosmet Dent.2014;29:106-13.

37. Thumati P. Avaliação da função e da estética para criar um sorriso bonito na prática dentária utilizando o desenho digital de sorrisos. J Interdiscip Dentistry 2014;4:144-7.

38. Ahmad S, Syed H e Azad A. Princípios científicos e artísticos da seleção da cor dos dentes: uma visão geral. Pak Oral Dent J.2011;31(l):222-6.

39. Baharin A, Dong T e Jing T. Procedimento de seleção da cor do dente anterior: influência das fontes de luz e da posição do paciente. Sains Mal.2013;42(l):7-ll.

40. Alvin G. Descrição da cor, processo de reprodução da cor e estética. In: Rosenstiel SF, Land MF, Fujimoto J, eds. Cont Fixed Prosth. 4a ed. New Dehli: Elsevier 2007:709-39.

41. Ten Bosch JJ, Coops JC. A cor e a reflectância dos dentes estão relacionadas com a dispersão da luz e a dureza do esmalte. J Dent Res. 1995;74(l):374-80.

42. Dozic A, Kleverlaana CJ, Aartmanb 1HA, Feilzer AJ. Relação de cor entre incisivos e caninos superiores. Dent Mater. 2005;21:187-91.

43. Dagg H, O'Connell B, Claffey N, Byrne D, Gorman C. A influência de alguns factores diferentes na precisão da seleção da cor. J Oral Rehabil. 2004;22:900-04.

44. Corcodel, N., Rammaelsberg, P., Moldovan, O., Dreyhaupt, J., Hassel, A.J. & Priv, Doz. Effect of external light conditions during matching of tooth color: An intraindividual comparison, fnt J Prosth. 2009;22(l): 75-77.

45. Lowe R. Restaurações com compósito: subtilezas na cor e na técnica. Cont Edu Recog Prog. 2010:1-11.

46. Dietschi D. Situação atual e perspectivas futuras para a utilização de resinas compostas na moldura do sorriso. Métodos segundo o "conceito bio-estético". J Cosm Dent. 2011;27(3):112-127.

47. DiMatteo A. Smile makeover: considerações e componentes do design do sorriso. Guia do consumidor para a medicina dentária.

48. <u>Sulieman</u> M. Uma visão geral das técnicas de branqueamento: história, química, segurança e aspectos legais (parte 1). SADJ. 2006;61(7):304-10, 312.

49. Zimmerli B, Jeger F, Lussi A. Branqueamento de dentes não vitais. Uma revisão da literatura clinicamente relevante. Schweiz Monatsschr Zahnmed. 2010;120(4):306-20.

50. Attin T, Paque F, Ajam F, Lennon AM. Revisão do estado atual do branqueamento dentário com a técnica do walking bleach. Int Endod J. 2003;36(5):313-29.

51. Lim et al. An in vitro comparison of the bleaching efficacyof 35% carbamide peroxide with established. Int Endod J. 2004;37:483-8.

52. Hegde Mithra N et al. Visão geral do branqueamento em consultório de dentes vitais. IRJP.2012,3(ll):12-16

53. Greenwall L. Técnicas de branqueamento em dentisteria de restauração.

54. <u>Sulieman</u> M. Uma visão geral das técnicas de branqueamento: 3. Branqueamento em cirurgia ou com energia. DentUpdate. 2005;32(2):101-4, 107-8.

55. <u>Sulieman</u> M. Uma visão geral das técnicas de branqueamento: 2. Branqueamento vital e branqueamento não vital da proteção nocturna.SADJ. 2006;61(8):352-54.

56. Haywood VB, Houck V, Heymann HO. Branqueamento vital Nightguard: efeitos de soluções de pH variável na textura da superfície do esmalte e na mudança de cor. Quintessence Int 1991; 22: 775-782.

57. Shannon H, Spencer P, Gross K, et al. Caracterização do esmalte exposto a agentes branqueadores de peróxido de carbamida a 10%. Quintessence Int. 1993 24: 39-44.

58. Robertson W e Melfi R. Resposta pulpar a procedimentos vitais de branqueamento. J Endod 1980:6:645-49.

59. Heymann HO et al. Avaliação clínica de dois agentes de branqueamento dentário à base de peróxido de carbamida. Compend Contin Educ Dent. 1998;19(4):359-62, 364-6, 369.

60. Cvek M e Lindvall A. Reabsorção radicular externa após branqueamento de dentes sem polpa com peróxido de oxigénio.J Dent Traum.1985(l);56-60.

61. Dietschi D. Branqueamento não vital: considerações gerais e relato de dois casos de insucesso. Eur J Esthet Dent. 2006;l(l):52-61.

62. Chabbha N, Singbal P. Abordagem viável para gerir a descoloração superficial do esmalte. Cont clinic dent. 2010;l(4):284-7.

63. Sturdevant' Art and Science of Operative dentistry, quinta edição.

64. Pini P et al. Microabrasão do esmalte: Uma visão geral das considerações clínicas e científicas. World J Clin Cases. 2015 Jan 16; 3(1): 34-41.

65.Singh G, Mahajan P, Bhaguna N. Gestão de dentes dicolores com microabrasão do esmalte. BFU Dent J. 2010;l(l);19-21.966.Loguercio AD, Correia LD, Zago C, Tagliari D, Neumann E, Gomes OM, Barbieri DB, Reis A. Clinical effectiveness of two microabrasion materials for the removal of enamel fluorosis stains. Oper Dent. 2007;32:531-538.

67.Sheoran N, Garg S, Damle SG, Dhindsa A, Opal S, Gupta S. Esthetic management of developmental enamel opacities in young permanent maxillary incisors with two microabrasion techniques-a split mouth study. J Esthet Restor Dent. 2014;26:345-352.

68. Bertoldo CES, Pini NIP, Miranda DA, Catelan A, Ambrosano GMB, Lima DANL, Aguiar FHB, Lovadino JR. Propriedades físico-químicas do esmalte após a técnica de microabrasão. J Dent Rest. 2014;2:176-188.

69. Rodrigues MC, Mondelli RF, Oliveira GU, Franco EB, Baseggio W, Wang L. Alterações mínimas na superfície do esmalte por microabrasão: avaliação in vitro da rugosidade e do desgaste. J Appl Oral Sci. 2013;21:112-117.

70. Paliwal M, Thoma A, Azad A, Balani R e Ekka S. Aplicação do contorno cosmético na odontologia estética ortodôntica - um relato de caso, fnt J Adv Dent Sci Tech 2013 (l); 10-13

71. Vukovic A, Bajsman A, Zukic S, Secic S. Cosmetic dentistry in ancient times- a short review. Bull Int Assoc Paleodont. 2009;3 (2):9-13

72. Singer BA. Princípio da estética. Opinião atual em dentisteria cosmética 1994:6-12.

73. Rabeni M. Contorno dos dentes - Uma forma fácil de obter um sorriso bonito.

74. Kurien B, Vasunni G K, Kuruniyan M S, Correya BA, Vinni T K. Melhorando o sorriso com facetas laminadas - um relato de caso. IOSR-JDMS 2015 ;14 (5):49-53

75. Vafiadis DC. Design do sorriso melhorado com facetas de porcelana 1995.

7 6.Shetty N,Dandakeri S, Dandakeri S. Porcelain *Veneers, a Smile Make Over: Uma breve revisão.* J. Orofac Res 2013;3(3):186-190

77. Lesage B. Estabelecimento de um sistema de classificação e de critérios para as preparações de facetas. Compd. 2013;34(2):104-16.

78. Halley E. Compósito direto e facetas - uma alternativa estética. Private dentistry Feb

2012.

79. Felippe LA, Monterio S, Baratieri LN, Andrada MAC, Ritter AV. Utilização de opacos sob facetas diretas de resina composta: uma revisão ilustrada da técnica. J Esthet Restor Dent2003;15:327-337.

80. Margeas R. Estética da restauração de compósito. Aca Dent Thera Stomat.

81. R. R. Moraes, L. S. Gonqalves, A. C. Lancellotti, S. Consani, L. Correr-Sobrinho, e M. A. Sinhoreti. Compósitos de Resina Nanohíbrida: Nanofiller Loaded Materials or Traditional Microhybrid Resins? Oper dent 2009(34);5:551-57.

82. Maurus R. Planeamento do tratamento e desenho do sorriso utilizando resina composta.Pract Proced Aesthet Dent 2006;18(4):235-241.

83. Dieter M. Facetas diretas no desenho do sorriso anterior. Int Den Afr Ed.2015(5); 16-23

84. Andreas S, Oscla V, Mauria A e Mauria A. Mascarar a superfície descolorida do esmalte com opacos antes da faceta composta direta. Symb.2015:l-8.

85. Felippe LAI, Monteiro S Jr, Baratieri LN, Caldeira de Andrada MA e Ritter AV. Utilização de opacos sob facetas diretas de resina composta: uma revisão ilustrada da técnica. J Esthet Restor Dent. 2003;15(6):327-36.

86. Helpin M, Fleming J. Técnica laboratorial para o revestimento laminado.J Am Acad Ped.l982(4);48-50.

87. Besek M. Componeer: O novo sistema de revestimento direto. Coltene:l-16

88. Tenente-coronel Vikas Dhir. Facetas laminadas de porcelana para um melhoramento estético conservador do sorriso. IJRID 2015; 5 (4):86-101.

89. Tesvikiye, Bayer. Laminados e facetas de porcelana: preparação mínima do dente por projeto. Dent Clin N Am 2007;51:419-31.

90. Calamia JR, Calamia CS. Facetas Laminadas de Porcelana: Razões para 25 anos de sucesso. DentClinNAm2007;51:399-417.

91. Javaheri D. Considerações sobre o planeamento do tratamento estético com facetas que não envolvem preparação ou envolvem preparação mínima. JADA2007;138(3):331-337

92. Conrod H, Seong W, Pesun I. Materiais e sistemas cerâmicos actuais com recomendações clínicas: uma revisão sistémica.J Prosth Dent.2007;98(5):389-404.

93. <u>Vaibhav D, Kamble</u> e <u>Rambhau D. Parkhedkar</u>. Reabilitação estética de dentes anteriores descoloridos com facetas de porcelana. Contemp Clin Dent. 2013 Jan-Mar; 4(1): 124-126

94. Lumineers: Um guia do médico por Cerinate

9 5.Schoenfeld CM. A diferença do Lumineers. Den Mat Cor.2006;l:l-4.

96. Salata F P et al. Estratégias clínicas para a excelência estética em restaurações de dentes anteriores: compreensão da cor e seleção da resina composta. J Appl Oral Sci.2012;20(2):151-6.

97. Manhert J. Técnica de estratificação estética. O Dentista.2009:66-72.

98. Sabins R, Vasunni P, Mahale P e Kamble G. Gestão conservadora estética de espaços interdentários utilizando restaurações diretas de resina composta Um relatório de caso. J Dent Med Sci.2014;13(6):109-12.

99. Knapp M. Gerir o incisivo lateral de pino. Aus Dent Asso Inc. 2013

100.Sakaguchi RL, Powers MJ. Craig's restorative dental materials: décima terceira edição.

101.Aschheim KW, Dale BG. Esthetic dentistry, a clinical approach to techniques and materials (Dentisteria estética, uma abordagem clínica de técnicas e materiais): Edição II.

102.Kessler JC, Probst RT, Wielbelt FJ, Willoughby JE. Shillenburg/Jacobi/Brackett. Fundamentos das preparações dentárias para restaurações de metal fundido e porcelana.

103.Dehailan L A.Revisão da situação atual das restaurações totalmente em cerâmica. IU Sch Dent.2009;9:l-20

104.Motta Ab, Pereira Lc, Cunha Ard. Próteses parciais fixas em cerâmica pura e em porcelana-tometal: estudo comparativo por análise de elementos finitos 2d. J Appl Oral Sci 2007;15(5):399-405

105.Zarone F, Russo S, Sorrentino R. Da porcelana fundida em metal à zircónia: Considerações clínicas e experimentais. Dent mat 2011;27:83-96.

106.Lesage et al. Alcançando o eitome da arte do compósito: creditando a estética, a textura e a anatomia do dente natural usando a técnica apropriada de preparação e estratificação.Int DentSA.2009;ll(3):l-10.

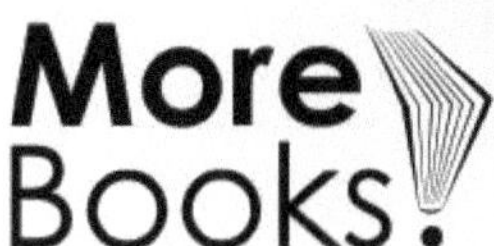

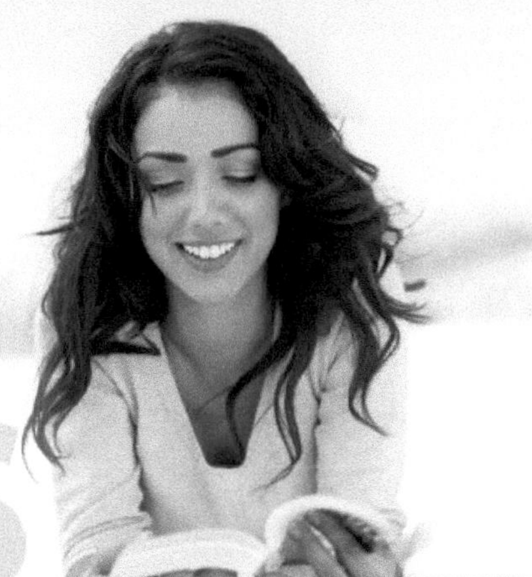

I want morebooks!

Buy your books fast and straightforward online - at one of world's fastest growing online book stores! Environmentally sound due to Print-on-Demand technologies.

Buy your books online at
www.morebooks.shop

Compre os seus livros mais rápido e diretamente na internet, em uma das livrarias on-line com o maior crescimento no mundo! Produção que protege o meio ambiente através das tecnologias de impressão sob demanda.

Compre os seus livros on-line em
www.morebooks.shop

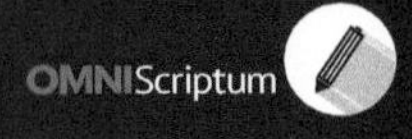

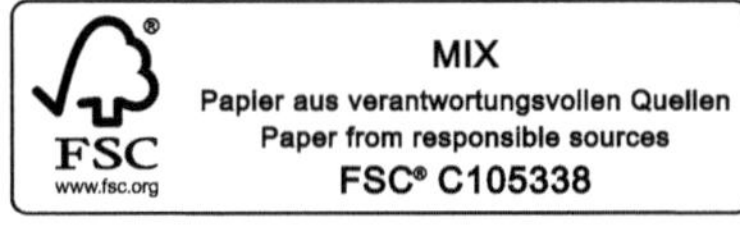

Printed by Books on Demand GmbH, Norderstedt / Germany